你好！心脏支架

刘健——著

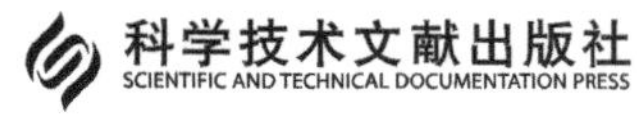
科学技术文献出版社
SCIENTIFIC AND TECHNICAL DOCUMENTATION PRESS

·北京·

图书在版编目（CIP）数据

你好！心脏支架 / 刘健著. —北京：科学技术文献出版社，2023. 6（2024.4重印）
ISBN 978-7-5235-0193-1

Ⅰ. ①你… Ⅱ. ①刘… Ⅲ. ①血管外科手术 Ⅳ. ① R654.3

中国国家版本馆 CIP 数据核字（2023）第 081019 号

你好！心脏支架

策划编辑：王黛君 责任编辑：王黛君 宋嘉婧 责任校对：张 微 责任出版：张志平

出 版 者 科学技术文献出版社
地 址 北京市复兴路15号 邮编 100038
编 务 部 （010）58882938，58882087（传真）
发 行 部 （010）58882905，58882868（传真）
邮 购 部 （010）58882873
官方网址 www.stdp.com.cn
发 行 者 科学技术文献出版社发行 全国各地新华书店经销
印 刷 者 北京虎彩文化传播有限公司
版 次 2023年6月第1版 2024年4月第3次印刷
开 本 880 × 1230 1/32
字 数 120千
印 张 6.5
书 号 ISBN 978-7-5235-0193-1
定 价 49.80元

推荐序

forewords

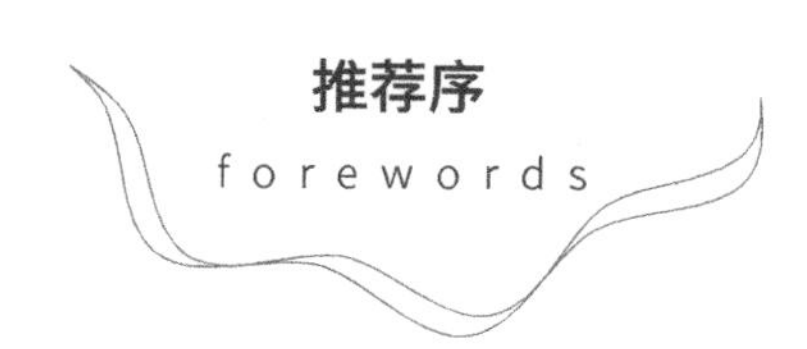

冠心病是造成我国居民死亡和疾病负担的最主要原因之一。作为冠心病有效治疗手段之一的介入治疗，在我国几代心血管病医生的不懈努力和探索下，得到了飞速发展，取得了巨大成就，现在我国每年完成冠心病介入治疗超过 100 万例。

1985 年，我国开展了首例经皮球囊导管冠脉腔内成形术，开创了我国介入心脏病学的新纪元。此后，从 20 世纪 90 年代初金属裸支架置入术，到 21 世纪初药物洗脱支架的推广，再到近年来生物可降解支架的研发和应用，我国冠心病介入治疗已从过去的“跟跑”为主，向目前的“并跑”转变，部分领域甚至实现了“领跑”的跨越。

冠心病介入治疗技术是为患者服务的，随着这项技术的不断发展和创新，可以惠及更多的患者。但是，患者对这项技术总是存在各种疑虑，例如，这是个什么样的技术？为什么要接受这个检查和治疗？药物洗脱支架是什么？支架放在血管里会有什么反应？放了心脏支架还能做核磁共振检查吗？……作为医生，如果我们能够主动向患者科普介入技术，详细讲解术前、术后注意事项，可以让患者更清楚地了解自己的病情，相信医生的治疗。同时，也会更好地配合疾病的管理，达到良好的疗效。

本书作者刘健教授是我国优秀的中青年心血管病专家，我与他相识多年。早年，他积极参与中国介入心脏病学大会（CIT）的同声传译工作，被大家誉为中国介入心脏病学界的“金牌翻译”。2007 年，他赴美国哥伦比亚大学医学中心接受血管内超声博士后培训，成为国内较早一批接受该项技术培训的医生，回国后，他积极从事冠脉腔内影像学的推广与普及，勤勤恳恳地工作在心脏介入治疗的第一线。让我印象深刻的是，作为一名北京大学人民医院的医学教授，在繁忙的临床、教学和科研工作的重压下，在过去的 5 年中，刘健教授持续、专注地耕耘在心脏科普领域，并且撰写了这本围绕心脏支架的科普书籍《你好！心脏支架》，这是非常难能可贵的。

这本书涵盖了心脏介入领域患者关注的主要问题，阐述方式生动活泼、通俗易懂、科学全面，我相信对于心脏病患者了解心脏支架相关知识一定会大有裨益。同时，阅读这本书对于刚刚进入介入心脏病学领域的年轻医生，也能获取相关的科学、客观的基础知识。

我衷心地祝愿《你好！心脏支架》这本心脏科普书籍，能够惠及广大心脏病患者，为我国心脏病防治的科学普及工作添上浓墨重彩的一笔。

中国工程院院士

中国医学科学院学部委员

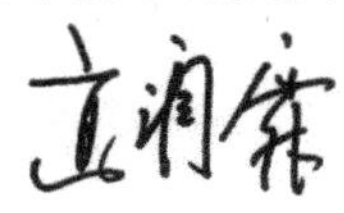

自序

forewords

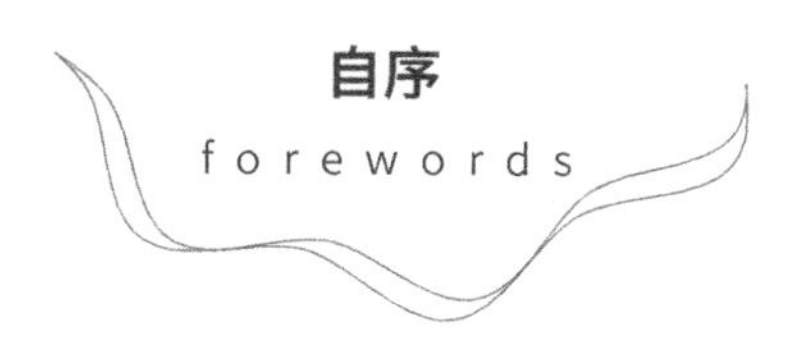

写一本有关心脏支架的科普图书，一直是我内心所期待的事情，《你好！心脏支架》即将与读者见面，心中的喜悦之情溢于言表。

1981年11月11日，我在北京首都国际机场目送母亲乘坐飞往美国的航班逐渐远去，眼中满含泪水，心中充满不舍。当时的我并不知道，母亲是国家改革开放后前往西方国家学习心脏导管技术的第一位女医生。她回国后在心脏介入事业上的不懈努力，一直激励着我传承前辈之艰苦奋斗，锐意进取，追求卓越。

1995年底，我作为住院医师开始学习心脏导管术，虽然这只是一种微创的介入诊断和治疗技术，但它终于圆了我儿时成为一名“能够做手术的心脏科医生”的梦想。近三十年的临床实践，“如履薄冰，如临深渊”的心态一直提醒我，要踏实、认真地对待每一台手术。

2008年8月12日，北京夏季奥运会正在如火如荼地举行，我如期结束了赴美国哥伦比亚大学医学中心接受血管内超声博士后培训的学习。当飞机平稳地降落在北京首都国际机场，我胸中充满着要为祖国的心脏介入事业踔厉奋发的热情和抱负。时光荏苒，我非常幸运地伴随着国家的再次崛起，见证了心脏介入医学领域的快速发展，也见证了心脏支架技术在中国的日臻成熟、普及与提高的峥嵘岁月。

心脏支架作为心脏介入治疗的重要手段，从它诞生之初就自带光环，也充满争议。心脏支架的发展史，既是科学技术不断迭代和更新的充分体现，也是无数的科学家和临床医生不懈努力和创新的结果，更是无数冠心病患者改善生活质量，甚至挽救生命的需要。从金属裸支架到药物洗脱支架，再到生物可降解支架，心脏支架在科学技术发展和治疗效果需求的推动下，不断寻找优质的金属或者合金材质，选择最优的抑制血管内膜增生的药物，以及围手术期药物的种类和剂量等方面，其创新和不断完善的脚步也始终没有停息过。但是技术和认知的局限性，使心脏支架必定无法解决冠心病治疗的所有问题，它的存在也仅仅是冠心病诸多治疗策略中的一种选择。所以我们一定要怀着一颗平常和客观的心态，谨慎地掌握适应证，合理地选择置入技术，充分、合理地联合药物治疗，尽医生之职责，凭科学之精神，治疗疾病，拯救患者的生命，安慰患者的内心。

总之，我们既不要高估心脏支架的作用，也不要拒绝或忽视它的存在。

对于心脏支架的选择、利弊、必要性等问题一直困扰着患者和家属，比如，心脏支架到底是怎么被放进血管的？放置了心脏支架就不用吃药了吗？放置了心脏支架还能做核磁共振检查吗？放了心脏支架能够延长寿命吗？故在本书的创作过程中，我从一个相对较小的视角切入，呈现有关心脏支架技术的重要信息，力图运用通俗、生动、平实的语言，把有关心脏支架晦涩难懂的技术和知识给读者讲明白。希望本书的内容能在一定程度上为大家消散心中的疑惑。同样希望，本书的出版能为心脏医学科普的事业添砖加瓦，为“刘健医生说心脏”公益医学科普微信公众号系列图书增加一抹亮色。

医学科普的创作之路充满艰辛，但用内化于心的持之以恒，激励着我和我的团队每天笃定前行，为此，我也欣赏了科普创作之路的无限风光。

2023 年的新年钟声已经敲响，“路虽远，行则将至；事虽难，做则必成。”寒冬终将过去，暖春如约而至，让我们促膝而坐，阅读《你好！心脏支架》，感受医学科普的温度。

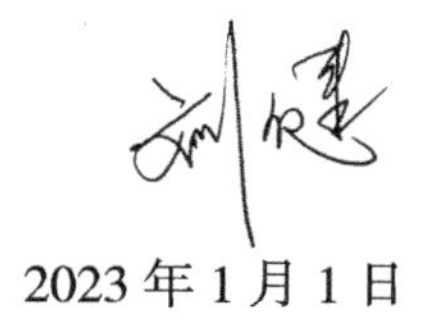

2023 年 1 月 1 日

目 录

contents

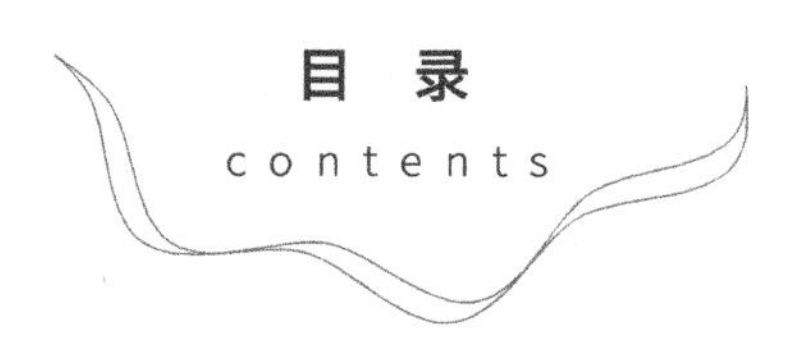

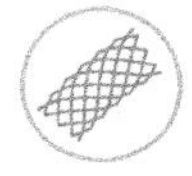

第一章 心脏支架来了！

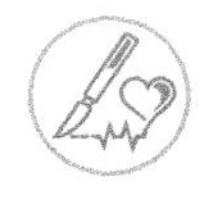

第二章 心脏支架手术，有时候是救命的

第四章　过好“心脏支架”人生

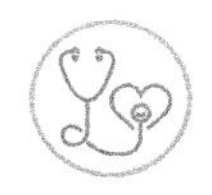

第五章　心脏支架手术后，定期复查是必须的

第一章

心脏支架来了！

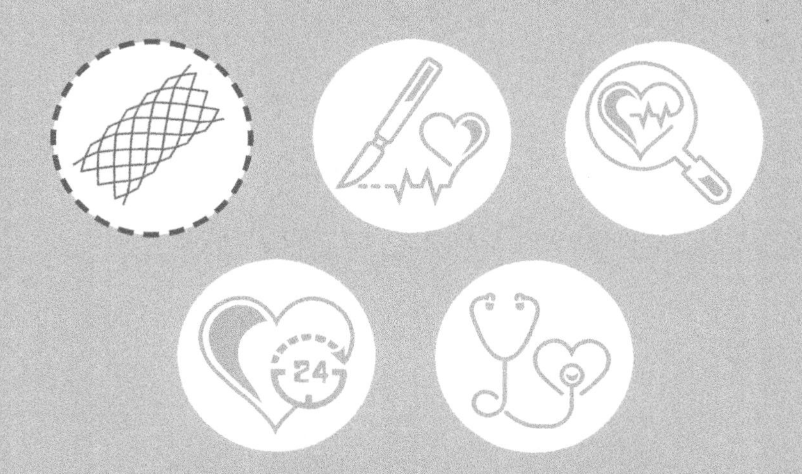

你应该了解的心脏支架简史

冠状动脉（简称冠脉）狭窄，出现胸痛症状的时候可能需要放心脏支架，发生急性心肌梗死也要放支架开通血管。有些患者觉得，心脏支架是不是太“神奇”了？

其实，心脏支架只是冠脉介入诸多方法中的一种，它本身也只是个“80 后”（1986 年诞生），如果你了解心脏支架的历史，就绝不会去神化它。

从无到有

在 20 世纪初期，心脏病是所有疾病中死亡率最高的一类。

1929 年，德国外科医生沃纳 · 福斯曼偶然看到一篇关于用导管从马的颈静脉伸到心脏内测量心脏内压力的报道，福斯曼就想，如果用一条可弯曲的细软管通向心脏，应该也可以检查人体心脏的解剖情况。很快，他就把这个想法付诸实践，即使医院方面反对进行这个试验，他依然一意孤行。

一天，福斯曼把消毒过的导尿管插入自己的静脉中，在 X 线的指引下慢慢地将导管插入自己的心脏，并“感受到了一丝如太阳般照耀的暖意”，这就是医学史上的第一例心脏导管术！心脏导管术是冠脉介入的基础。福斯曼也因此获得了1956年的诺贝尔生理学或医学奖。

随着导管技术和冠脉造影的发展，医生们不再满足于仅仅能“看见”心脏病变，他们更希望通过冠脉介入来治疗病变。

这时候，球囊导管应运而生。球囊导管的特点是其头部有一个可以加压膨胀的球囊，医生将导管头部送达病变部位后，通过球囊的膨胀可以扩张狭窄的血管，达到恢复正常血流的目的。1977年9月，德国的安德烈亚斯·格林特茨格在苏黎世完成了全球首例冠脉球囊成形术，成为冠脉介入的第一个里程碑。格林特茨格也被誉为“介入心脏病学之父”。

进行单纯球囊扩张，就像是在塌方的隧道内把落石搬到一边去，但隧道的结构还是不稳定，很可能再次塌方。因此，随之而来的问题是，在单纯球囊扩张之后，有些病变血管还会再次狭窄。这时医生们就想，有没有一种方法可以永久支撑起扩开的血管，降低再次狭窄的发生呢？

经过不断地研发和改良，心脏支架诞生了。

1986年，法国医生乌利齐·西格瓦特找到了一种记忆金属，制作成心脏支架，并将第一枚金属裸支架通过导管置入冠脉，成为冠脉介入的第二个里程碑。

从有到精

成功的道路必然是曲折的。

没过多久，医生们就发现金属裸支架也有缺陷。金属裸支架是金属材质，而金属毕竟是异物，金属裸支架虽然可以撑开血管，确保血流畅通，但会破坏血管的平滑结构，刺激血管内膜增生。这种增生不到一年就可能把血管管腔再次填满，造成血管再狭窄。

有什么办法能抑制血管内膜增生呢？

抗癌药！是的，抗癌药不仅可以抑制癌细胞增生，也可以抑制血管内膜增生。2002 年，在金属裸支架表面涂覆抗癌药制成的药物洗脱支诞生了，成为冠脉介入的第三个里程碑。

从精趋“无”

目前，在临床上使用最多的仍然是药物洗脱支架，但是它依然不是完美的。

虽然支架上的药物能够抑制血管内膜增生，但也无法完全避免再狭窄。同时，支架本身裸露在血管中，与血液长期“亲密接触”，尤其是与血液中一种名叫“血小板”的成分接触后容易形成血栓，从而阻塞血管。

为了防止血栓形成，冠心病患者在支架置入术后需要长期服用抗血小板药物。血小板也扮演着人体发生出血后伤口“黏合剂”的角色，这意味着支架置入术后的患者一旦身体某处出血，止血的难度会大大增加。

因此，科学家们研制出了生物可降解支架，这种支架在“重塑血管”之后就“功成身退”，可以溶解、消失，从而避免持续的异物刺激。更为安全、可靠的生物可降解支架陆续上市，国内外专家都对此技术给予厚望，称之为冠脉介入的第四个里程碑。

刘大夫敲黑板

心脏支架经历了从无到有、从有到精、从精趋“无”三个发展阶段。心脏支架的每一次变革，都进一步推动了冠脉介入的发展。

从心脏支架的发展历史可以看出，支架一点也不“神”。在它 1986 年出生时，还是一枚裸露的金属管状结构，2002 年添了一件药物“外衣”。而现在，科学家正在研究用可降解支架替代这个金属管。每个时期的心脏支架都有长足的进步，同时也有各自不完美的一面。

我国数据显示，2020 年大陆地区冠脉介入的总病例数>96 万例，每位冠心病患者平均置入 1.46 个支架或者药物球囊。心脏支架作为冠心病的主要治疗手段挽救了无数生命，而新一代支架技术仍然在路上，让我们拭目以待。

心脏支架是怎么工作的？

心脏支架置入术被誉为治疗冠心病的“三驾马车”之一。但你知道心脏支架置入术是怎样进行的吗？这小小的支架又是怎样放进冠脉的呢？

支架长什么样？

现在临床上应用的心脏支架，多数由镍钛或者钴铬合金通过激光雕刻后制成的，看上去像是细小的网壁式金属管状结构，支架的金属小梁可以支撑起血管，防止血管的弹性回缩，将冠脉病变（斑块）挤压在血管壁上，恢复冠脉的管腔通畅。药物洗脱支架的表面涂覆了一定剂量的药物，支架置入血管后，通过药物的缓慢释放，抑制血管内膜过度增生导致的再狭窄。心脏支架按照直径和长度分为不同型号，以适应不同粗细的血管和不同的病变长度。

支架如何进入心脏？

心脏支架置入术是一个微创的冠脉介入手术，它之所以不用像外科手术那样需要打开胸腔，是因为我们外周的动脉血管都直接或者间接地与心脏相连，形成了一个天然的“输送管道”。医生使用细长的导管与导丝，沿外周动脉一路“逆行”，便可以将支架送至冠脉需要治疗的狭窄部位。

心脏支架置入术的操作步骤

心脏支架置入术的操作主要分为 5 个步骤。

第一步，局部消毒和麻醉。医生一般选择手腕上的桡动脉或者大腿内侧的股动脉处进行穿刺，随后置入动脉鞘管。

第二步，送入导管至冠脉开口。通过此鞘管插入造影导管或导引导管（用于治疗的导管），并顺着外周动脉抵达冠脉的开口。

第三步，检查病变情况。当导管到达冠脉开口处，医生需要在 X 线透视下，通过注入适量对比剂（也称造影剂）来显示冠脉，确定冠脉是否存在病变，以及病变的具体位置、程度、特点等情况。

第四步，置入心脏支架。在确定冠脉存在需要治疗的狭窄病变后，医生将通过导引导管送入一根如发丝一样细的导引导丝，导丝头端比较柔软，只有在体外进行塑形后，才能听命于医生的手法操作。医生控制导丝穿行于狭窄的冠脉腔内并最终抵达目标血管远端，为后续的治疗导管铺设平顺的“轨道”。之后，医生将选择合适的球囊导管，沿着导丝的“轨道”将球囊导管头端送达病变部位，而后使用压力泵对球囊进行注水加压，膨胀的球囊对狭窄的病变部位进行扩张，完成对冠脉病变的预处理。接着，医生将选择合适尺寸的心脏支架（支架是预置在球囊导管上的），再次沿着导丝的“轨道”送到病变部位，而后加压使球囊膨胀，令心脏支架按照额定尺寸完全膨胀并贴附在血管壁上，起到支撑血管的作用，最终完成对这一冠脉病变的治疗。

第五步，手术结束。待冠脉造影确定手术成功后，先后撤出导引导丝、导引导管，随后拔出动脉止血鞘管，采用局部加压的方法进行局部止血。

关于支架的其他“冷知识”

当患者已经发生心肌梗死，在最短时间把堵塞的血管重新开通是挽救生命的关键，这使手术具有紧迫性；支架很小，导管很细，而且每个人的血管走形都有细小的差别，又使手术具有复杂性。

一般来说，每台手术时间大概为 0.5 ～ 1 小时，但是有些复杂病变的手术时间长达 4 ～ 5 小时。在这个过程中，心脏介入医生为了防止射线辐射，身上穿着重达 15 ～ 20 千克（三四十斤）的铅制防护服进行手术操作，这对于医生的技能和体能都是考验。但我们深深地知道，将小小的支架送进冠脉，撑起的不仅是堵塞的血管，还是患者生命的通道。

刘大夫敲黑板

心脏支架是由镍钛或钴铬合金制成的金属管状结构，可以通过手臂或大腿的动脉送入心脏。其手术步骤分为：消毒和麻醉、送入导管、检查病变、置入支架、完成手术。

根据患者疾病情况不同，心脏支架置入术具有紧迫性和复杂性的特点。

小小支架，撑起的是大大的健康。医生在手术的过程中，需要穿上铅制防护服防止辐射。心脏支架置入术的成功，需要医生的努力和患者的配合共同达成。

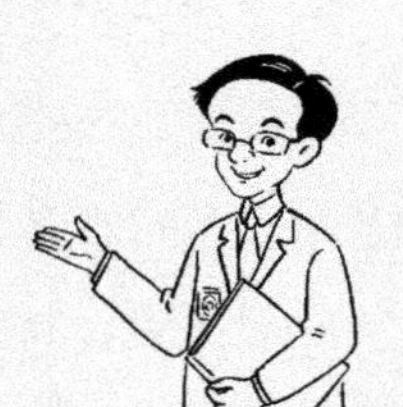

心脏支架手术，为什么有人从手腕做，有人却从大腿根做？

前文讲解了什么是心脏支架置入术以及它的手术步骤，我们可以看到，如果想要把支架从体外送入体内，需要一个连接冠脉和体外的通路。这个通路的体外开口通常就在手腕或者大腿根部。

传统——股动脉穿刺

股动脉位于大腿根部，是传统介入手术通常选择的进入路径，手术通常选择右侧的股动脉。成年人的股动脉直径为7～8毫米，相对较宽，方便穿刺，可以容纳加大尺寸的动脉鞘管，进而就可以使用较大尺寸的导管进行操作。这样一来，在处理一些复杂的病变时，可以同时使用更多的器械，方便手术的开展。另外，相对较粗的股动脉在受到针扎等刺激时，极少出现严重的血管痉挛，这样也有利于手术的顺利进行。老一代的介入医生都接受过严格的股动脉穿刺训练，因而，经过长时间训练和摸索，可以做到很高的穿刺成功率。综合上述原因，经股动脉途径曾经长期作为冠脉介入最常用的穿刺路径。

但是，由于股动脉处于人体较深的位置，加之股动脉内的血流量很大，外侧还有股神经伴行，术后对穿刺点的压迫止血较为困难，有 5% ～ 10% 的患者会发生局部穿刺血管后的并发症，包括出血、血肿、假性动脉瘤、动静脉瘘、神经损伤等，尤其还有腹膜后出血的危险，严重者可导致死亡。从患者的角度来说，股动脉穿刺术后，患者需要制动穿刺侧下肢 24 小时，甚至 48 小时。这会造成患者的主观体验很差，长时间制动常常会出现腰痛、背痛，甚至排尿困难等情况，加之长时间的卧床，也增加了下肢血栓形成的风险，导致发生肺动脉栓塞等严重不良事件的概率提高，同时造成不必要的医疗费用增加。腹股沟部的伤口也易被污染，局部并发症发生率比桡动脉穿刺高。

股动脉穿刺在很长一段时间里都是介入手术的常用路径，但随着技术的进步，它的缺点也显露出来，为了降低它的不良后果，一些新的手术方式也逐渐出现。

改良——桡动脉穿刺

1989 年，国际上首次报道经桡动脉路径（即从手腕）完成了冠脉造影术，此后，经桡动脉路径逐渐被更多的医生采用。相比经股动脉路径，经桡动脉路径具有很多优势。比如，穿刺部位表浅，容易压迫止血，出血并发症相对较少；周围没有大的静脉和神经，与尺动脉间有 Allen’s 环侧支循环，故造成动静脉瘘、神经损伤或手缺血的概率较低；止血后，原则上不需要严格限制患者的活动，大大提高了患者的舒适性，降低了血栓形成的风险；同时，桡动脉穿刺可以大大降低术后并发症的发生概率，因此缩短了住院时间，减少了医疗花费。我国最新的冠脉介入指南也推荐经桡动脉路径作为手术首选路径。目前，我国冠脉介入有80%～90%采用经桡动脉路径进行。

然而，事物都有两面，桡动脉穿刺也有一些缺点。比如，桡动脉的血管比股动脉细得多，这就导致它在受到针扎刺激时更容易发生血管痉挛，并且不易缓解，会直接导致穿刺失败；因为桡动脉内径较小，不易容纳较大直径的动脉鞘，无法同时使用较多的介入手术器械，增加了一些复杂手术的治疗难度；一些患者存在先天的解剖变异，血管的走形发生改变，使器械无法通过上肢动脉，导致手术无法顺利完成。总之，桡动脉穿刺路径也不是完美的选择。

刘大夫敲黑板

本节简要介绍了介入手术的两种主要进入路径：从大腿根部的股动脉穿刺和从手腕的桡动脉穿刺。

股动脉穿刺作为经典入路，其优点是操作方便、容易穿刺、适合进行复杂操作，但术后的并发症较多。桡动脉穿刺作为一种新兴进入路径，对患者的影响更小，患者主观感受更好，但对医生的技术要求也更高。

在冠脉介入治疗日趋成熟和普及的今天，经桡动脉穿刺路径已经成为手术的首选路径。但是，无论是经桡动脉穿刺路径，还是经股动脉穿刺路径，都存在不同的优势和局限性。因而，全面评估患者的病情和病变特点，根据患者的意愿和医生的个人能力，综合考虑以上因素才能得出最适合每一位患者的个体化方案，帮助每一位患者做出最佳选择。

心脏支架有哪些类型，如何给患者选择合适的支架？

心脏支架问世于 20 世纪 80 年代，到现在已经更新迭代了很多次。从最早的金属裸支架，到目前广泛使用的药物洗脱支架，再到新兴的生物可降解支架。下面我们将对这三种主要支架做一些简单的介绍。

金属裸支架

如何处理一根存在狭窄的冠脉呢？简单地说就是先把冠脉撑开，并想办法不让它回缩。

为了寻找这种可以永久支撑起扩开的血管，降低发生再次狭窄的方法，由记忆金属制成的金属裸支架应运而生。

金属裸支架兼具弹性和硬度。支架韧，可以通过方向不定、分支曲折的冠脉；支架硬，则可以撑住已被扩开的狭窄动脉管腔，使其不会回缩，从而保证血流的通畅。

金属裸支架用于临床治疗后，由于其材质会刺激血管内膜增生，患者术后发生血管再狭窄的风险较高。

药物洗脱支架

既然金属裸支架的缺陷在于刺激血管内膜增生，那么有什么办法可以抑制血管内膜增生呢？

答案是把抑制细胞增生的药物涂在支架表面，也就形成了药物洗脱支架。

药物洗脱支架由两部分组成：金属支架和支架表面的药物涂层。金属支架起支撑作用。药物涂层可以在支架置入后的 3 个月内缓慢释放多种药物，从而抑制血管内膜的异常增生。

目前，在临床上使用最多的仍然是药物洗脱支架，但它依然不是完美的。

虽然支架上的药物能够抑制血管内膜增生，但也无法完全避免再狭窄。同时，支架本身裸露在血管中，与血液长期“亲密接触”，容易形成血栓，从而阻塞血管。此外，血管一直被支架支撑，会变得僵硬，失去弹性。

生物可降解支架

无论是金属裸支架，还是药物洗脱支架，它们都会永久存在于患者体内。那么，作为体内的“异物”，总会引起一些问题。

有没有一种支架，在疏通血管阻塞的初期，对血管提供支撑作用，而在血管恢复畅通之后，又能“消失”呢？这种构想最终成为现实——生物可降解支架诞生了。

支架为什么会消失呢？这要在它的材料上做文章。目前国内上市的生物可降解支架的材料为聚乳酸，是一种把乳酸中的羟基和羧基脱水聚合形成的高分子材料。这种材料既具有足够的支撑性能，又对人体无明显副作用，因此可作为心脏支架的骨架结构材料。生物可降解支架置入人体后，聚乳酸将缓慢降解为乳酸，再代谢为水和二氧化碳，最终完全排出体外，因此，这种支架会“消失”。

可能有人会疑惑，放支架就是为了撑开血管，如果支架消失了，血管会不会再次狭窄呢？

这个问题不必担心，研究发现，在生物可降解支架置入 3 个月内，会释放出抑制内膜过度增生的药物；在置入 1 年内，支架对血管可起到支撑作用，避免血管的急性回缩和内膜过度增生引起的再狭窄；在置入 1 年之后，支架逐渐降解，与此同时，血管通过自身修复，扩大血管腔，不再需要支架提供支撑力；在置入 3 年左右，完全降解并被人体吸收，不留金属异物，血管的结构和功能恢复到自然状态。

如何选择支架？

既然了解了各种支架及其基本特点，那怎么选择适合患者的支架呢？药物洗脱支架是目前临床最常用的支架类型，一般患者都可以选用这种支架。金属裸支架已经不是常规的支架选择，但对于短期内需要进行其他手术或因为各种原因停用抗血小板药物的患者，金属裸支架优于药物洗脱支架。而生物可降解支架由于“资历”尚浅，还没有被广泛应用，但随着研究的深入，未来可期。

刘大夫敲黑板

心脏支架主要有金属裸支架、药物洗脱支架、生物可降解支架3种。

金属裸支架并不是目前冠脉介入治疗的常规选择，但适用于短期要做其他手术或需要停用抗血小板药物的特殊患者。

药物洗脱支架是目前最常用的支架类型，相比金属裸支架不良反应较少。

生物可降解支架虽然“资历”尚浅，但可以把血管的结构和功能恢复到自然状态，是冠脉介入领域的希望。

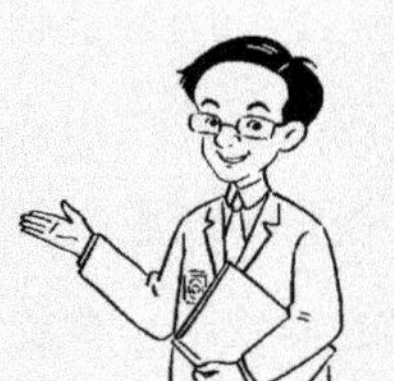

粉碎谣言：心脏支架价格越高质量越好

目前，冠脉支架置入术是冠心病主要的治疗方法之一。心脏支架是一种由金属丝编织而成的网状结构，它可以扩张狭窄的血管，从而恢复或改善局部的血流供应。随着国家高值医用耗材集中带量采购（下称“国家集采”）政策的落实，进口支架和国产支架的价格均有大幅度下降，支架从“万元”时代来到“百元”时代。

可是，患者和家属对支架选择还存在疑问，如支架价格下降，那么质量是否有保证？另外，还有些患者提出“只用最好最贵的支架”或者“只用进口支架”。下面来看一看心脏支架该如何选择。

支架的价格和质量有什么关系？

价格是选择支架时绕不开的话题，我们不妨来看看支架价格的演变过程。

在 21 世纪初，由于支架生产技术几乎被国外垄断，进口支架的价格非常高，一枚支架 3 万～4 万元，随着国产支架技术的发展，国产支架逐渐有竞争能力，进口支架的价格也逐渐下降。在国家集采前，国产支架价格为 6000 元左右，进口支架价格为 1.3

万元左右。而在国家集采后，由于减少了中间环节，国产支架和进口支架均大幅降价，均价从 1.3 万下降至 700 元左右。

那么质量方面是否有保障呢?

其实，无论价格高低，支架都需要经过严格的质检把关及临床实践验证，确保每一个产品应用到患者身上都是安全、有效的。

因此，无论是国家集采前，还是国家集采后，支架还是那个支架，不会由于价格下降而降低质量。因此，也不存在价格越高质量越好的说法。

选择“国产支架”还是“进口支架”？

至于国产支架和进口支架如何选择，我们可以从支架的结构和临床疗效来看。临床最常用的药物洗脱支架其结构包括支架金属材质及药物涂层两大部分。

从支架材质来看，国产支架和进口支架没有太大区别，大多是以医用不锈钢、镍钛合金或钴铬合金作为材料。

从药物涂层来看，心脏支架上涂覆药物的目的是抑制血管内膜增生，预防支架再狭窄，目前临床上均采用免疫抑制剂莫司类或抗增殖药紫杉醇两类药物，国产和进口支架在这方面并无区别。

另外，如果病变血管较为细小，需要直径更小的支架，如果患者血管比较迂曲，需要通过性更好的支架，以往认为进口支架在这两种病变上更有优势。不过，近年国产支架技术发展迅速，国产支架和进口支架已无太大区别。

至于临床疗效，虽然国产支架开展的临床研究数量和开展时间略逊于进口支架，但是随着国产支架临床研究的逐步开展和广泛应用，已有大量数据和临床实践经验证实，主流的国产支架不逊于进口支架。

可见，不同厂家的支架在结构和临床疗效上并没有太大区别，支架的差异主要是不同厂家、不同型号之间粗细长短的区别。例如，有的支架品牌有更大尺寸的支架、有的支架支撑力比较强、有的支架通过扭曲病变的能力比较强等。

因此，比起考虑价格因素或者产地因素，最重要的是选择适合病变解剖特点的支架型号。

刘大夫敲黑板

随着国家集采政策落地，在保证质量的前提下，不同厂家支架的价格差距越来越小。

临床常用的国产和进口的药物洗脱支架在支架材质、药物涂层和临床疗效上没有本质差异。

比起考虑价格，选择支架更重要的是要根据患者不同的疾病状态、不同解剖结构的血管、不同的病变特点来选择。

总之，支架不能只选贵的，选择合适的才是最好的。

参考文献

[1] 国家心血管病医疗质量控制中心.《2021年中国心血管病医疗质量报告》概要.中国循环杂志，2021，36（11）：1041–1064.

[2] 中华医学会心血管病学分会介入心脏病学组，中国医师协会心血管内科医师分会血栓防治专业委员会，中华心血管病杂志编辑委员会，中国经皮冠脉介入治疗指南（2016）.中华心血管病杂志，2016，44（5）：382–400.

[3] Topol E J.Textbook of Interventional Cardiology.8th ed.Elsevier，2019.

[4] 心血管健康联盟信息平台，心血管健康联盟信息平台.CCIF2021|2020年中国大陆冠心病介入治疗注册数据重磅发布.（2021–4–25）.

[5] Gul F，Parekh A. Multivessel Disease. In：StatPearls. Treasure Island（FL）：StatPearls Publishing. April 28，2022.

[6] 陶明，肖祖碧，蹇明辉，等.肱动脉入路行经皮冠脉介入术患者的术后护理.中国实用护理杂志，2011，27（28）：17–18.

[7] Ullrich H，Olschewski M，Münzel T，et al. Coronary In–Stent Restenosis：Predictors and Treatment. Dtsch Arztebl Int，2021，118（38）：637–644.

“隐形的支架”之药物涂层球囊

心脏支架置入术是心脏介入治疗的重要手段，可以撑开狭窄的血管，恢复或改善血流，最终缓解症状，提高生活质量。但在临床上，患者情况复杂多样，如果存在置入支架的禁忌证，又迫切需要介入治疗干预来改善症状，心脏介入医生仍然有别的“法宝”。本节将为您简单介绍冠心病治疗的另一个利器——药物涂层球囊，带您了解支架之外的广阔空间。

哪些患者不适宜放支架？

在临床上，遇到冠脉狭窄需要干预的患者，介入医生首先会考虑置入心脏支架来开通血管。但为了避免支架内血栓再次堵塞血管的情况，在支架术后通常需要服用至少 1 年的抗血小板药物来降低支架内血栓形成的风险。这在一定程度上增加了患者的出血风险，也限制了患者后续接受其他疾病的治疗，如不能进行外科手术、短期内不能进行内镜检查，等等。但在实际临床工作中，的确存在部分患者是在紧急或限期手术期间发生了急性心脏事件（比如急性心肌梗死），对于他们来说，不置入支架的干预措施更为恰当。

此外，再狭窄的支架内病变也是冠脉介入的难题之一。如果在原有支架内部再次置入一枚新的药物支架，变成两层支架结构，虽能再次改善狭窄的情况，但在两层嵌套支架内仍有再狭窄风险，如果再次出现狭窄，后续的治疗方法十分有限，而且两层支架会明显改变这部分血管的生理结构，影响其功能。对于支架内再狭窄患者而言，药物涂层球囊则是具有相对优势的备选方案之一。

药物涂层球囊简介

药物涂层球囊是一种与置入支架不同的介入治疗。就像心脏支架手术一样，药物涂层球囊也是通过介入的方式到达血管病变部位，在到达病变部位之前，球囊都呈折叠压缩状态，而在病变部位经过加压充盈后，球囊膨胀起来，形状就像那种变魔术用的长条气球，不过是特小号的（图 1）。随着医生给球囊打气，借用压力泵以一定的压力往球囊内注射生理盐水和造影剂的混合液，球囊膨胀后会紧贴着血管壁给血管壁一定的张力，使狭窄的病变部位扩张。在球囊相关的冠脉介入手术中，我们就是利用球囊的充压膨胀来开通狭窄的血管。但是，如果仅仅进行单纯的扩张，会使血管内膜损伤加重，反而会增加未来发生再狭窄的可能性，所以一般不建议使用普通球囊治疗支架内再狭窄。药物涂层球囊与普通球囊的区别是，其表面均匀涂抹了一层抑制血管内膜增生的药物。在球囊膨胀，紧贴血管壁并将其撑开的同时，球囊表面的药物会均匀地释放到病变部位，30～60 秒就会释放完毕，随后医生将球囊抽瘪从而撤出体外。这层药物在局部发挥抗内皮增生的作用，能够有效地降低血管再次狭窄的风险。因此，药物涂层球囊既能解除狭窄，又能降低再狭窄的发生率。

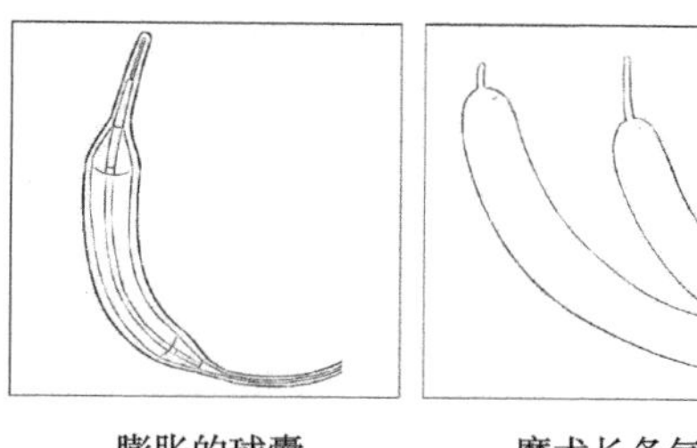

图 1 膨胀的球囊与魔术长条气球

由于药物涂层球囊不需要置入异物，患者在术后服用双联抗血小板药物的时间将大大缩短，一般只需要服用 1 ～ 3 个月，减少了相关出血并发症，这给存在口服抗血小板药禁忌的患者提供了一个安全有效的选择。目前已有大量的临床研究结果证实，治疗支架内再狭窄，药物涂层球囊比药物洗脱支架更有效、更安全。并且随着药物球囊的药物类型不断改进，操作过程出现风险与副作用不断降低，临床上也将其应用于治疗分叉病变、小血管病变，以及前文提到的短期内需要进行有创操作或者支架内再狭窄的患者。

刘大夫敲黑板

心脏支架置入术是当今治疗冠心病的主要方法，但临床上有部分患者存在不适于置入支架的情况。对于这部分患者，适宜应用药物涂层球囊来治疗，这样不置入新的异物，既能开通血管，又能预防再次狭窄，还能大大缩短需要应用抗血小板治疗的时间，是治疗冠脉病变的新方法。

一抽一吸，就能取出冠脉里面的血栓？

我们知道，急性心肌梗死常常是由于冠脉粥样硬化斑块破裂，继发血栓形成所致，当血栓形成导致冠脉完全闭塞，这就是医学上所说的急性 ST 段抬高心肌梗死（STEMI）。

既然心肌梗死是由血栓堵塞造成的，那么想办法把血栓取出来，闭塞的血管不就能畅通了吗？其实，急性心肌梗死的发生机制没有那么简单，但是，临床上对于存在大量血栓、符合适应证的患者，确实可以考虑采取血栓抽吸的治疗方法。本期，我们就来介绍一下。

了解冠脉血栓

冠脉血栓，根据病理特征可以分为三种类型。

第一类：白色血栓。主要由血小板和纤维蛋白构成，常见于血流较快的部位或者形成于血流较快的时期。

第二类：红色血栓。一般发生在血流极度缓慢乃至停止之后。

第三类：混合血栓。临床上最常见的血栓类型，结构上分为头、体、尾三个部分，头部由白色血栓形成，常黏附于血管壁形成附壁血栓；体部由红色血栓与白色血栓组成；尾部则由红色血栓组成。多发生于血流缓慢的部位。

临床上可以通过冠脉造影、血管内超声和光学相干断层成像等检查方法评价冠脉血栓的类别、位置、数量和大小。如果病变处存在大量血栓，或者血栓长度超过 5 毫米，闭塞处呈“截断”样或齐头闭塞等情况，说明血栓负荷较高，可以考虑采取血栓抽吸治疗。

介入血栓抽吸

近年来，冠脉血栓抽吸技术受到广泛重视，这是利用负压抽吸原理通过抽吸导管将血栓吸出的一种心脏介入治疗，是进行急诊介入手术一种常用的辅助治疗手段。有效的血栓抽吸能够迅速降低病变冠脉的血栓负荷，促进心肌恢复供血。

不过，并不是每一位心肌梗死患者都需要进行血栓抽吸，临床进行血栓抽吸有严格的适应证。只有对血栓负荷较重、TIMI 血流 0 ～ 1 级（表示病变冠脉闭塞，造影剂无法通过或仅能渗透）等情况的患者，手术医生才能综合冠脉造影结果、患者具体病情以及患者意愿，决定是否行血栓抽吸。

有人可能会问，把血栓取出来了，是否不需要放支架和后续服药了？

其实，血栓抽吸治疗不能代替心脏支架和术后药物治疗。临床上，大部分急性心肌梗死患者的病变冠脉存在明显狭窄，即使将血栓抽吸出来，不稳定的斑块仍然存在，血管狭窄也没有改变，还是需要置入支架解除血管狭窄。另外，这个不稳定的斑块仍有可能造成再次血栓形成，因此后续的抗血小板药物治疗也是必要的。

刘大夫敲黑板

冠脉血栓抽吸，是利用负压抽吸原理通过抽吸导管将血栓吸出的一种心脏介入治疗，常常作为急诊介入治疗的一部分。

血栓抽吸不适合所有心肌梗死患者，只有血栓负荷较重、TIMI 血流 0 ~ 1 级的患者才能考虑进行。而且，血栓抽吸治疗不能代替心脏支架和术后药物治疗。

对急性心肌梗死患者来说，早期快速、完全开通梗死相关动脉是改善预后的关键措施，医生建议采取的治疗措施，都是为了达到这个目标。

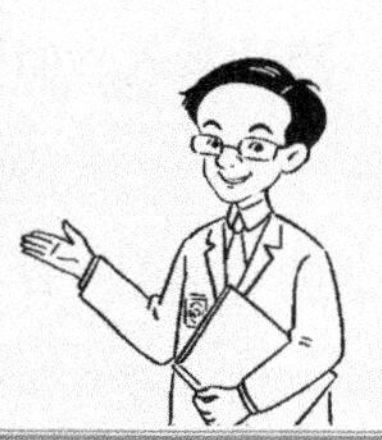

参考文献

[1] 中国医师协会心血管内科医师分会冠脉血栓抽吸共识专家组 . 冠脉血栓抽吸临床应用专家共识 . 中华医学杂志，2017，97(21):1624-1632.

心脏支架能管用多少年？能够取出来吗？

得了冠心病，心脏里“放支架”似乎在老年群体中非常普遍。但是在身体内置入一块“金属”，冠心病患者还是会产生不小的顾虑，比如，支架能管用多少年？等冠心病“好”了，是不是能取出来？后者的答案当然是否定的，心脏支架一旦置入，就会与患者终身相伴。而前者“管用多少年”的答案，其实更多掌握在患者自己的手中。这节将带您了解支架置入后的故事，为您解惑。

支架置入后血管发生了什么？

我们之前的内容讲过，冠心病就是冠脉里面出现了斑块，使血管腔变狭窄，从而导致心肌缺血而引发胸痛等症状。做心脏支架手术时，要先使用球囊导管对血管进行扩张，把血管里的斑块压扁，同时把血管腔撑大。然后再放置心脏支架，支架会把斑块贴在血管壁上，并且维持血管腔的大小，防止血管因为弹性回缩再次变窄，这样，支架就和血管内膜紧密地结合在一起了。此后，血管内膜上的内皮细胞会一点点生长，逐渐覆盖支架小梁，最终，支架就和血管壁融为一体了。也就是说，我们无法将与血管内膜紧密结合甚至融为一体的心脏支架取出来。因此，在临床上，对于是否置入支架、置入多大支架，介入医生常常十分谨慎。

在最初开始进行冠脉介入手术时，医生先根据肉眼评估冠脉造影下冠脉的狭窄程度，再决定是否置入支架，以及置入几枚等。而随着医疗技术的发展，已经出现了更多辅助工具——操作者可以选择冠脉血流储备分数（Fractional Flow Reserve，FFR）来协助判断肉眼观察下狭窄的血管是不是真正导致了心肌细胞缺血，还可以使用血管内超声（Intra Vascular Ultrasound，IVUS）、光学相干断层扫描（Optical Coherence Tomography，OCT）帮助了解斑块的性质和管壁的情况，甚至定量计算血管的各项指标，帮助我们达到更好的支架置入效果。

影响支架是否“管用”的因素

早年的心脏支架都是用医用不锈钢制成的金属裸支架，这种支架被放进血管后，会刺激血管内膜过度增生，引起支架表面的内膜逐渐增厚，甚至会使被支架撑开的血管再次狭窄，医学上称为再狭窄。在金属裸支架时代的再狭窄概率高达 50% 左右。

不过，上面说的金属裸支架已经很少使用了，取而代之的是药物洗脱支架。这种支架是在金属裸支架表面涂上可以抑制血管内膜增生的药物，因此，血管发生再狭窄的概率就大大降低了，大概在 10% 左右。

但是，事物总有两面性，药物洗脱支架能够有效地抑制血管内膜增生，同时也导致血管内膜对于支架的覆盖变慢，甚至无法均匀地覆盖支架小梁，凹凸不平的血管内膜可能会引起支架内血栓。这也是为什么我们做完心脏支架置入术后，需要同时服用两种抗血小板药物来预防支架内血栓，而且一般至少连续服用 1 年，在内皮覆盖支架完成后才会改为一种抗血小板药。

此外，影响支架置入后血管通畅情况的还有患者的促动脉粥样硬化因素的控制情况。置入支架并不会使冠心病被一劳永逸地解决，如果仍然不改善抽烟、饮酒、“三高”等情况，动脉粥样硬化将会在全身动脉各处，甚至原本置入支架的地方继续发生，最终造成弥漫狭窄、无从干预的惨剧。

刘大夫敲黑板

置入支架后，支架将与血管壁紧紧贴附，并随着血管内膜的生长而被覆盖，支架将与管壁融为一体，并依靠强大的支撑力防止血管回缩来达到改善狭窄的目的。

置入的支架是不需要也不能被取出的，介入医生会采用现有技术判断是否需要置入支架，必要时会进行干预。

影响支架“管用”的因素主要有支架的选择、抗血小板药物使用情况、促进新发动脉粥样硬化的危险因素控制情况等。

内膜过度增生的发生率在药物洗脱支架时代已经大大降低，预防支架内血栓和新发动脉粥样硬化则需要规律口服抗血小板药物、控制冠心病危险因素来改善。

第二章

心脏支架手术，有时候是救命的

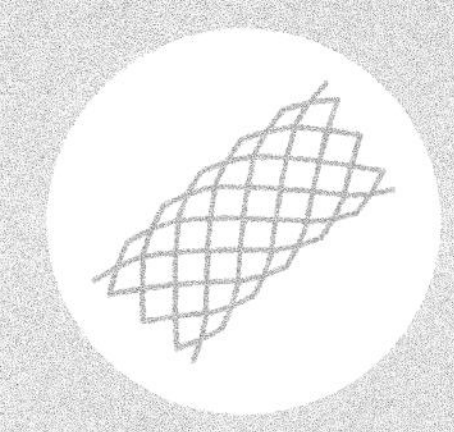
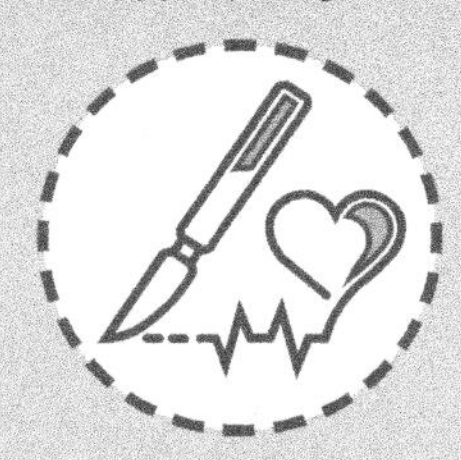
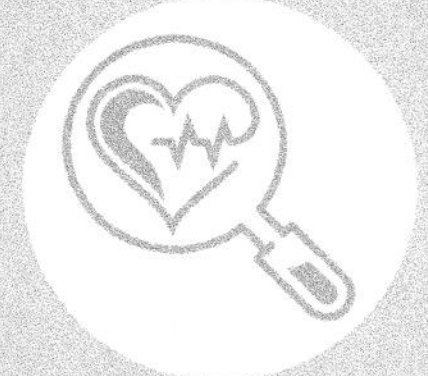
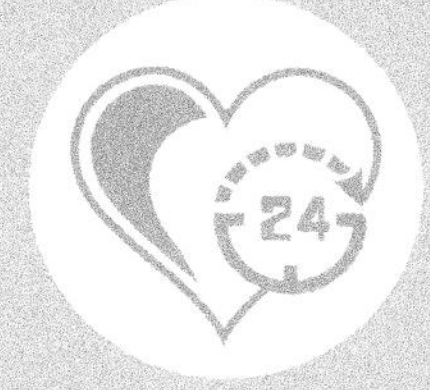

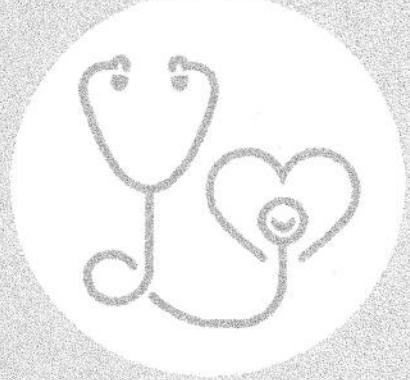

心脏怎么了，为什么要做心脏支架手术？

心血管疾病是我国居民死亡的首要原因。冠心病患病率及心肌梗死死亡率仍呈上升态势，心脏支架是目前治疗心肌梗死、缺血性心脏病最主流的医疗手段。心脏支架是一种人造医疗器械，通过把狭窄的冠脉撑开来治疗冠心病。比起心脏搭桥，心脏支架手术更简单，创伤更小，时间也更短。所以对于急性期的患者来说，一般会建议采用心脏支架手术，争取宝贵的时间。那么，如何判断自己的心脏出了问题呢？是不是一定需要做支架手术呢？

心肌缺血的临床症状

心脏支架针对的是冠脉病变患者，需要置入心脏支架的患者临床表现可能多种多样，可以无症状，也可以症状非常严重。冠心病存在严重程度的区分，刚开始的时候不存在心肌缺血，仅仅是客观上发现了血管的狭窄。随着血管病变的加重，心肌缺血可在劳累、情绪波动等诱因下出现，我们称之为稳定型心绞痛。而进一步发生、发展的病变，会在各种情况下容易诱发出更重的症状，我们称之为不稳定型心绞痛。更为严重的是，出现了局部和广泛的心肌坏死，我们称之为急性心肌梗死。

心肌缺血主要是流向心脏的血液减少，心脏缺氧，心肌能量代谢失常，导致心脏不能正常工作。近些年，心肌缺血的发病率也在逐年增高，还呈年轻化的趋势发展。身体出现以下症状时需要我们加以重视，及时检查。

1. 突然出现心动过缓。如果心肌缺血发作，患者可能会出现突然性的心动过缓或血压降低的现象，严重者甚至还会出现昏厥的情况，这时就需要患者到医院进行检查和治疗了。

2. 疲乏或心前区感觉疼痛。工作或学习后，身体易出现疲惫无力、胸闷、精力不足等情况，且心前区有时还发生持续性的紧缩性疼痛、闷痛，甚至肩部也会被疼痛影响，这种情况可能是心肌缺血引起的。

3. 突然感觉心悸、憋闷。心肌缺血患者容易在睡觉时突然出现胸闷、憋气、心悸的情况，需要经过站立和走动缓解。或者在吃饱后、气温低时突然出现胸痛、呼吸困难的症状，经过静坐后可以恢复正常，如果身体出现这样的症状，千万要引起重视。

4. 体力活动时容易感觉呼吸不畅。当身体耐力变差，即使轻度的体力活动后，也会出现心跳加速、呼吸不畅的情况，感觉身体非常不舒服。

不同的冠心病处理方法绝不相同。当急性心肌梗死时，需要紧急开通血管挽救生命，挽救心肌就是挽救生命。心绞痛的患者，医生根据心绞痛不同的类型和严重程度区别对待。对于不稳定型心绞痛的患者来说，其情况比较危险，医疗干预需要更加积极。

在冠脉造影的评估下，发现血管病变很严重的患者，需要置入支架。对于稳定型心绞痛患者来说，目前的证据认为，当血管狭窄比较重，置入支架能够很好地改善症状，但并不一定能够很好地改善预后。

支架手术前的辅助检查

随着人们对心脏疾病的深入研究和探索，检查方法日臻完善。最主要是根据典型的临床表现、心肌酶学检查和心电图来诊断冠心病。近年相继出现了许多新的检查方法和技术，如核素心肌灌注显像、冠脉 CTA（又称 CT 冠脉造影）等。

1．心电图对冠心病的诊断和评估非常重要，要求对有胸痛、胸部不适或疑诊心肌梗死的患者，在第一次医疗接触的 10 分钟内必须完成心电图（ECG）的记录，最短时间内对患者是否患急性心肌梗死做出判断。

2．心肌酶对心肌细胞坏死释放的微量特异性标志物也能够灵敏、可靠地检测。肌红蛋白缺乏心肌特异性，但由于其分子量较小，起病 2 小时能够在外周血液中检测到升高。磷酸肌酸激酶的心肌同工酶和肌钙蛋白存在于心肌细胞中，具有很高的诊断特异性，在心肌梗死诊断中具有重要地位。

3．动态心电图（Holter）又称长程心电图，可提供受检者全日的动态心电活动的信息。24 小时内可连续记录多达 10 万次左右的心电图信号，可提高对一过性心律失常及短暂的心肌缺血发作的检出率，并且出现时间与患者的活动和症状相对应，因而广泛应用于冠心病无症状心肌缺血的诊断。

4. 平板运动试验（又称心电图运动负荷试验），主要包括运动平板负荷试验和踏车运动试验，运动后由于冠脉狭窄、冠脉血流储备减少，就会出现心肌缺血和心绞痛的症状，是用以发现早期冠心病的一种诊断方法。

5. 超声心动图检查可以对心脏形态、室壁运动及左心室功能进行检查，是目前最常用的心脏检查手段之一。

6. 核素心肌灌注显像可以显示心肌缺血区，明确缺血的部位和范围大小。本方法灵敏度高、安全、无创且重复性好，目前多用于早期冠心病、心肌梗死和评价心脏功能。

7. 冠脉 CTA，为显示冠脉病变及形态的无创检查方法，在排除患病方面有较高价值，但其对狭窄病变及程度的判断仍有一定限度，特别是当钙化存在时会显著影响狭窄程度的判断。

8. 冠脉造影是目前诊断冠心病的“金标准”，通过冠脉造影，可以直接明了地看到冠脉有无狭窄及狭窄的部位、程度、范围等，还可以根据狭窄程度进一步指导冠脉介入治疗。

刘大夫敲黑板

心脏支架是目前治疗急性心肌梗死，较为严重的缺血性心脏病常用的医疗手段。

临床医生可通过患者的症状，以及辅助检查，包括心电图、心肌酶、动态心电图、平板运动试验、超声心动图、冠脉 CTA、冠脉造影等，来判断患者是否需要进行心脏支架置入术。

进行心脏支架手术前，你需要做好哪些准备？

冠脉介入是一种微创非外科手术的诊断及治疗方法，用于已明确冠脉病变，改善冠脉循环中一个或多个节段的血流。冠脉介入技术作为冠心病治疗的重要手段之一，如今依然在不断发展。开始时仅限于球囊扩张成形术，后来发展为冠脉内支架置入术，现在还包括血栓抽吸、斑块旋磨、激光血管成型等技术，以及各种腔内影像学检查。操作前医生会对你的病情进行详细的问诊、体格检查、了解辅助检查结果，并要求患者或家属签署冠脉造影术或冠脉介入手术的知情同意书。因此，患者或家属需要配合医生做好以下准备。

信息采集

如实且详细地告知医生患者的病情，从而协助医生判断冠脉造影及冠脉介入操作的适应证和禁忌证。比如，你是否有以下疾病既往史。

肾病：冠脉介入手术中所需的造影剂需经肾代谢，故请告知医生有无基础肾病病史，如果肾功能不全，医生会根据肾功能情况采取相应措施，以减少造影剂对肾脏的负担。

甲状腺疾病：对于未控制的甲状腺功能亢进的患者，含碘的造影剂可能会加重甲状腺功能亢进病情，故请告知是否有甲状腺疾病病史。

大动脉疾病或肢体动脉狭窄：如已知存在大动脉疾病或上下肢动脉狭窄，请告知医生，以便医生更好地选择手术入路。

出血史：术中需用肝素抗凝，故如果既往有严重出血病史请告知医生。

近期脑卒中病史：近期脑卒中可能存在冠脉介入手术的相对禁忌，如有请告知医生，协助医生权衡利弊。

过敏史：冠脉介入手术中需用含碘造影剂，因此，如有明确碘、海鲜过敏，或对麻醉药过敏，请告知医生。

此外，还要尽可能详尽地告知当前用药情况，特别是抗血小板药、抗凝药的用药种类、时间及剂量等。

信息采集结束后，你还需要配合医生完成查体及术前所需的辅助检查，从而尽可能地优化手术，规避风险。

签署知情同意书

请认真阅读手术知情同意书，知情同意后签字并注明日期。如有不解请随时咨询医生。

手术前夜及当日

睡眠及心情：手术前夜请保证充分睡眠，放松心情。冠脉造影及常规冠脉介入操作技术相对成熟，医护人员会做充分的围术期准备，请避免情绪紧张。

服药：手术当日请正常服用降压药、抗血小板药等。如被要求空腹，请避免应用降糖药，以防低血糖。

家属：手术需有被授权家属到场，请提前通知家属。

刘大夫敲黑板

术前告知医生详细病情，配合体格检查及辅助检查。

详细阅读并签署知情同意书。

手术前夜保证睡眠，放松心情，手术当日按时服药。

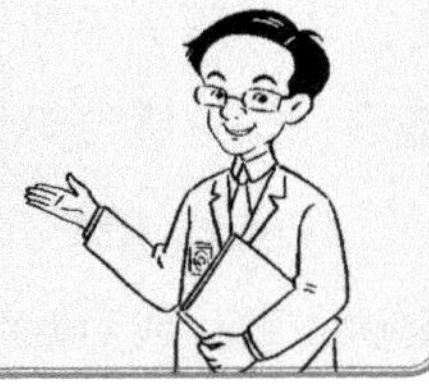

参考文献

[1] 中华医学会心血管病学分会，介入心脏病学组，中国医师协会心血管内科医师分会，血栓防治专业委员会，中华心血管病杂志编辑委员会 . 中国经皮冠脉介入治疗指南（2016）. 中华心血管病杂志，2016，44（5）：382–400.

[2]《中国心血管健康与疾病报告 2020》编写组 .《中国心血管健康与疾病报告 2020》要点解读 . 中国心血管杂志，2021，26（3）：209–218.

[3] KASPER DL，FAUCI AS，LONGO DL，et al. Harrison’s Principles of Internal Medicine. 19th ed. McGraw–Hill Higher，2015.

[4] KNUUTI J，WIJNS W，SARASTE A，et al. 2019 ESC Guidelines for the diagnosis and management of chronic coronary syndromes. Eur Heart J，2020，14，41（3）：407–477.

[5] 冠脉血流储备分数临床应用专家共识专家组 . 冠脉血流储备分数临床应用专家共识 . 中华心血管病杂志，2016，44（4）：292–297.

[6] 本江纯子 . 循序渐进用好血管内超声 . 朱舜明，刘巍，郭宁，译 . 天津：天津科技翻译出版有限公司，2020.

[7] 于波，葛均波，韩雅玲，等 . 心血管临床光学相干断层成像技术 . 北京：人民卫生出版社，2020.

[8] RABER L，MINTZ G S，KOSKINAS K C， et al. Clinical use of intracoronary imaging. Part 1： guidance and optimization of coronary interventions. An expert consensus document of the European Association of Percutaneous Cardiovascular Interventions. Eur Heart J，2018，39（35）：3281–3300.

[9] 中华医学会心血管病学分会介入心脏病学组，中华医学会心血管病学分会动脉粥样硬化与冠心病学组，中国医师协会心血管内科医师分会血栓防治专业委员会，等 . 稳定性冠心病诊断与治疗指南 . 中华心血管病杂志，2018，46（9）：680–694.

[10] BAKAEEN FG， GAUDINO M， WHITMAN G， et al. 2021：The American Association for Thoracic Surgery Expert Consensus Document：Coronary artery bypass grafting in patients with ischemic cardiomyopathy and heart failure. J Thorac Cardiovasc Surg.2021；162（3）：829–850.e1.

[11] LAWTON J S, TAMIS-HOLLAND J E, BANGALORE S, et al.2021 ACC/AHA/SCAI Guideline for Coronary Artery Revascularization: Executive Summary: A Report of the American College of Cardiology/American Heart Association Joint Committee on Clinical Practice Guidelines. J Am Coll Cardiol, 2022, 79（2）: 197–215.

[12] 中华医学会心血管病学分会，中华心血管病杂志编辑委员会 . 经皮冠脉介入治疗指南（2009）. 中华心血管病杂志，2009，37（1）：4–25.

[13] 心导管术与冠脉介入术的患者准备 .https://www.uptodate.cn/contents/zh-Hans/preparing-patients-for-cardiac-catheterization-and-possible-coronary-artery-intervention?search=%E5%86%A0%E7%8A%B6%E5%8A%A8%E8%84%89%E4%BB%8B%E5%85%A5%E6%9C%AF&source=search_result&selectedTitle=10~150&usage_type=default&display_rank=10.

心脏支架手术成功的标准是什么？

1986 年乌利齐 · 西格瓦特（Ulrich Sigwart）医生将第一枚心脏支架应用于临床，改变了冠脉介入的治疗模式。2000 年，药物洗脱支架诞生，此后该技术在世界范围普遍应用，用于改善冠心病引发的心肌缺血、冠脉阻塞导致的心肌梗死。目前，心脏支架手术在世界范围广泛使用，美国每年有 100 多万例心脏支架手术。2021 年，中国心脏支架手术数量已经超过 100 万例。心脏支架手术因其快速、持久开通冠脉的优势，挽救了大量急性冠脉综合征患者。与单纯球囊扩张术相比，心脏支架置入术后不但可以即刻扩大管腔面积，还降低了再狭窄，以及靶病变部位再次血运重建的发生率。

如何判断自己的心脏支架手术是否成功，通过以下 3 种方式的检验才算真正意义上的成功。

血管造影成功

判定心脏支架置入术成功的标准是靶病变部位的血管管腔明显增大。在应用心脏支架之前，血管造影成功标准为最小管腔直径减少 50% 以下，伴 TIMI3 级血流；应用心脏支架之后，成功标准为最小管腔直径减少 20% 以下。

近年来，发展迅速的腔内影像学，包括 IVUS 和 OCT 等，功能学技术评估手段与血管造影联合可以提供更多的影像信息。而这些影像信息不仅可以指导术前冠脉病变性质的评估，帮助制订更加合理的手术策略，还越来越多地应用到术后即刻支架膨胀情况及血管管腔面积的评估中，有效降低手术不良事件的发生率，实现了心脏支架手术的全程优化。

操作成功

心脏支架置入术操作成功是指达到血管造影成功标准，并且在住院期间没有发生临床并发症，如急性心肌梗死、急诊靶病变血管血运重建、死亡等。

临床成功

（1）近期临床成功：操作成功且患者恢复后心肌缺血症状和征象缓解。

（2）远期临床成功：长期维持近期临床成功的效果，心肌缺血症状和征象持续缓解 6 个月以上。在此说一下，近期临床成功后再狭窄，不能认为是并发症，而是一种对血管损伤的反应。

刘大夫敲黑板

总体来说，心脏支架置入术是一项成熟、安全和有效的冠脉介入技术，并且已经广泛用于临床实践，成功地挽救了大量危重、复杂的心脏病患者，极大地推动了心血管医学的发展。

医生可以通过不同的辅助检查和患者的临床表现来判断心脏支架手术的有效性，我们应该科学看待这一新技术的广泛推广和使用，使先进技术更好地服务于冠心病患者。

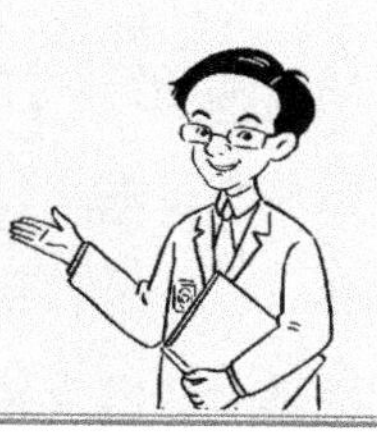

心脏支架手术，在西方发达国家已经被淘汰了吗？

自2020年11月起，随着国家开展的高值医用耗材集中带量采购逐步推进，心脏支架的采购价格从上万元一下降到了700元左右，心脏支架手术真正成了百姓可及的有效治疗冠心病的技术。然而随着心脏支架的降价，另一种说法也逐渐浮出水面，“心脏支架过气了，已经是国外淘汰的技术了”，事实真的如此吗？

支架的意义

首先，心脏支架对于治疗冠心病的意义已经得到充分的临床试验证实，目前仍是介入医生治疗冠脉狭窄最为有力的工具。其次，支架本身也在不断地更新进步，目前较多应用于临床的支架属于第二代的药物洗脱支架，相比第一代的金属裸支架具有预后更好、支架内血栓风险更低的优点。最后，第三代支架，即生物可降解支架正逐步走入人们的视线，但其仍处于初步进入临床阶段，它的适应证、疗效、并发症等尚需大量的临床试验加以验证。大家要知道，并非所有冠心病均需应用心脏支架，需要介入医生对手术指征进行严格把控后才可行支架置入手术。无论是标准药物治疗、支架置入，还是转为外科搭桥手术，均需专业医生权衡利弊后进行判断。

支架的地位

常有人针对我国心脏支架手术量逐年快速增加提出质疑，支架在中国是否存在滥用的现象？根据《2021年中国心血管病医疗质量报告》，我国在2020年全年有约101万人接受了心脏支架手术治疗；而人口约3.3亿的美国，每年支架手术量同样在100万以上。这说明支架不仅没有过时，而且仍是临床上治疗冠心病、解除冠脉狭窄的重要手段。无论是美国心脏协会、欧洲心脏病学学会的《急性心肌梗死治疗指南》，还是中国的《急性心肌梗死诊断和治疗指南》，都明确指出：早期、快速及完全地开通梗死的相关动脉，是改善心肌梗死患者预后的关键。需要强调的是，对于慢性稳定性冠心病患者的支架手术指征的把控仍是目前临床研究的热点，临床上有大量的辅助检查协助临床医生进行决策，如平板运动试验、冠脉血流储备分数、核素心肌显像检查等。是否需要置入支架，仍是一个十分严肃的临床问题。

辅助技术

需要注意的是，虽然心脏支架对于治疗冠心病非常重要，但并非临床医生仅有的治疗手段。旋磨、血栓抽吸、药物涂层球囊、准分子激光冠脉手术等同样是活跃于临床的技术，这些技术对解决一些复杂病变起到了重要作用，疗效也得到了一定数量的临床试验佐证。然而，目前第二代心脏支架仍然是临床治疗中最稳定、最普及的治疗手段。“支架无置入”的治疗理念仍需更多的临床试验证据，我们也期待着在未来可以有更为优秀的技术取代心脏支架，为冠心病患者带来更好的预后和更高的生活质量。

刘大夫敲黑板

作为冠心病治疗里程碑意义的技术，心脏支架仍是目前冠心病治疗中最为重要的一环，在全世界范围内都有着广泛的应用。

我国是一个心血管疾病大国，冠心病发病率逐年上升，且发病年龄有着年轻化的趋势。在这一背景下，我国的支架手术量相比发达国家仍处于一个追赶者的地位，说明心脏支架在我国仍需进一步普及。

不可否认的是，对冠心病来说最重要的永远是发病前的预防，而患病后，饮食、运动等生活方式的健康管理应当是一切治疗的基石，所有治疗的最终目的都是改善预后和提高生活质量。寻找更为稳定、更为有效的治疗方式是临床医生不变的追求。

我们采取哪些检查方法，可以发现冠脉狭窄？

冠脉是给心脏供血的血管，冠脉狭窄就容易引起缺血，心肌缺血了就可能引起心绞痛或心肌梗死。因此，冠脉狭窄是诊断冠心病的重要依据。那么，有哪些手段可以发现冠脉狭窄呢？从患者的症状、化验、心电图，到无创的影像学检查，如冠脉 CT、有创的影像学检查，如冠脉造影等，这些都是帮助医生发现冠脉狭窄的重要手段。

1. 最基础的手段是采集病史。医生会询问患者的症状，比如，胸痛的诱因，胸痛和活动有没有关系，胸痛的时候感觉是什么样的（是像有拳头攥着疼，还是刀割样疼，还是胀痛等），胸痛持续了多久（是几分钟还是几小时），有没有牵扯着别的地方痛，有没有伴随的症状（如眼前发黑、心慌等），以及含服硝酸甘油等方式能否缓解等等。病史采集可以给医生提供一个基础判断，然后再根据患者的情况进行化验检查来协助诊断。

2. 血液检查和心电图。血液中的一些指标（如肌钙蛋白）可以反映心肌细胞的损伤。当冠脉狭窄时，血流可能会受到影响，进而可能引起心肌缺血，心肌缺血时心肌细胞可能发生损伤，甚至坏死，这时候血里面的肌钙蛋白等指标可能就会升高，就像是心肌细胞释放出了求救信号，“我受伤了，快救救我。”因此，我们将这些指标称为心肌损伤标志物，发现心肌损伤标志物升高，就需要考虑是否有冠脉狭窄的可能性。但是这些指标升高并不意味着一定是冠脉狭窄，需要医生结合各种信息综合判断。

心电图，这种简单的无创检查也可以间接反映冠脉是否可能存在狭窄。心脏在不断地收缩舒张，心肌细胞的电活动也始终没有停止。心电图是一种通过把电极接在体表特定的位置，来间接反映心脏电活动的简易检查。当冠脉狭窄引起心肌缺血时，心肌的电活动也会受到影响，心电图上就会有一些异常的表现，如ST段抬高或压低等。这些心电图的异常改变可以协助医生判断患者是否存在心肌缺血或者坏死。

上述检查并不能直接评价冠脉病变情况，只能间接帮助医生判断是否存在冠脉狭窄。

3．影像学检查。影像学检查就可以直接判断冠脉狭窄情况，分为无创影像学检查和有创影像学检查两种。无创的检查主要是指冠脉CTA，这是一种观察血管的增强CT。通过向静脉（一般是肘正中静脉）中注射特殊的造影剂，再进行CT扫描并进行冠脉的三维重建，从而观察冠脉，判断其是否存在狭窄，以及狭窄的严重程度。但是冠脉CTA判断冠脉狭窄程度的准确性却没有那么高。尤其是冠脉CTA看到的中等狭窄的病变，实际可能是重度狭窄，也可能是轻度狭窄，而狭窄的严重程度对于医生判断患者后续的治疗方案是非常重要的。

这时候就需要进行判断冠脉狭窄的金标准检查——有创的冠脉造影。一般从手腕的桡动脉处（就是中医脉诊用的那根血管）进行穿刺，特殊情况下也可以穿刺大腿的股动脉，穿刺后将导管送到冠脉开口，向其中注射造影剂，然后进行X线透视显影，这样手术医生可以直接观察冠脉，从而判断是否存在冠脉狭窄、有几处病变、病变都位于哪根血管、每一处病变狭窄的严重程度等等。有创的冠脉造影提供的这些信息对于帮助医生决定患者后续是选用药物治疗还是手术治疗非常重要。

目前，冠脉造影仍是判断冠脉狭窄的重要检查。此外，一些腔内影像学检查手段，如IVUS、OCT，就像在冠脉内放了一个高清摄像头，能够从血管内部观察，不但能帮助医生发现冠脉狭窄，还能帮助医生判断引起冠脉狭窄的病变性质。

刘大夫敲黑板

患者的症状、心电图、肌钙蛋白等血的化验均可以间接提示是否存在心肌缺血或者坏死。

更直接评价冠脉狭窄的手段则主要是冠脉CTA和冠脉造影。

冠脉CTA属于无创检查，而有创的冠脉造影评价冠脉狭窄更准确。目前冠脉造影是评价冠脉狭窄的重要手段。

冠脉狭窄到什么程度，需要置入心脏支架？

心脏是为我们身体供血的重要器官，而为心脏本身供血的血管是冠脉。对于冠心病，是指为心脏供血的冠脉出现了不同程度的狭窄，这是由粥样硬化斑块积聚在管壁内并向腔内隆起所致。心脏的正常工作需要冠脉提供足够的血液，不同程度的冠脉狭窄会直接影响心肌的供血量，轻则导致患者出现心悸、胸痛、胸闷、呼吸困难等症状，重则危及患者的生命。

看到这里大家不要惊慌，现如今已有较完善的治疗方法，包括药物治疗和血运重建治疗。心脏支架置入术是其中一种解除冠脉狭窄的介入治疗方法。有些患者会有疑问：冠脉狭窄都需要放支架吗？答案当然不是。那么冠脉狭窄到何种程度需要置入心脏支架呢？这个问题不能一概而论，需要具体问题具体分析，也并非所有的狭窄都可以通过放支架来解决。下面分 3 种情况给大家科普一下。

1. 患者的冠脉狭窄程度在 50% 以下，属于轻中度狭窄，大多数仅需要进行标准化的药物治疗，若存在高血压、高脂血症、糖尿病等心血管危险因素，则应该加强对这些慢性疾病的控制，并积极纠正不良生活习惯，减缓冠脉狭窄的发展进程，一般不考虑冠脉介入治疗。但是，如果患者有明显的心绞痛症状，或辅助检查提示患者存在心肌缺血，医生也可能考虑置入心脏支架。当然，最终是否置入支架取决于对患者的综合评估和患者意愿。

2. 患者的冠脉狭窄程度在50%～90%，属于临界狭窄病变，医生需要综合考虑患者的临床症状及辅助检查结果，评估患者心肌缺血程度，以及血管病变特点，对于优势血管或重要部位的冠脉的介入干预可能会偏积极些，而对于非优势血管或非重要部位的冠脉可能选择保守治疗。总之，医生会根据患者冠脉的具体情况和患者身体状况来决定是否置入支架，做出综合的临床指导意见。

3. 患者的冠脉造影提示冠脉狭窄程度在90%以上或完全闭塞，属于重度狭窄，药物治疗和生活干预已无法控制病情。此时会由于严重的血管狭窄导致心肌供血不足和功能受损，患者可表现为静息时或活动后心前区疼痛，多为发作性绞痛或压榨痛，也可为憋闷感。这种情况下，一般不需要再做进一步的检查，医生将会依照血管病变的严重程度和复杂程度，建议患者置入心脏支架或进行冠脉搭桥手术。置入心脏支架能够快速疏通狭窄或闭塞的冠脉，使心脏恢复血液供应，挽救受损的心肌。但需要注意的是，置入支架不能治愈冠心病，术后仍需要长期服用药物，并保持良好的生活习惯。

综上，是否置入心脏支架需要考虑多种因素，冠脉狭窄程度是其中的重要标准之一，但不是唯一标准，还要考虑是否伴有心肌缺血导致的心绞痛症状、病变性质及患者自身的身体状况等因素。具体情况具体分析。不同患者病变血管情况不同，标准也不尽相同，专业性很强，需要心内科医生的综合评估和考量。

医学是一门结合了理论和经验的循证科学，不同个体的疾病状况不尽相同，趋于完善的治疗手段和逐渐精准化、个体化的治疗方法是医学不断进步的体现。冠心病是一种可防可控，但不能治愈的进展性疾病。心脏支架置入治疗是把双刃剑，既有长处，也有短板。养成良好的生活方式，积极预防才是根本。对于冠心病患者来说，无论是否置入支架，药物治疗和生活方式改善都是最基本的。

刘大夫敲黑板

本节简要从冠脉狭窄程度的角度介绍了心脏支架的适应证，按照冠脉狭窄程度在50%以下、50%～90%和90%以上三种情况进行解析。

冠脉狭窄程度是衡量患者是否需要置入心脏支架的重要标准，但不是唯一标准。同时需要考虑患者是否伴发心绞痛等心肌缺血症状、血管病变位置、数量及复杂程度、斑块性质等多种因素。

一旦冠脉狭窄就必须放支架的说法是错误的。另外，置入心脏支架只是解决血管狭窄导致的急性心肌缺血的第一步，后续依旧要坚持药物治疗，更重要的是，坚持合理膳食、适量运动及健康规律的生活方式。持久的“心”健康需要医生和患者的共同护航。

冠脉搭桥手术和心脏支架手术，哪个更好？

冠心病，全称是冠脉粥样硬化性心脏病，是指因冠脉发生动脉粥样硬化而引起血管管腔狭窄或阻塞，造成心肌缺血、缺氧或坏死而导致的心脏疾病。

我们常说治疗冠心病有“三驾马车”，是指药物治疗、冠脉介入（支架、球囊扩张等）和冠脉搭桥手术 3 种。其中，冠脉搭桥手术和冠脉介入治疗是目前主流的直接处理冠脉病变的干预方式，统称为血运重建。

手术方式

冠脉介入是通过经皮穿刺的方式，通过自身的动脉血管系统，沿着导丝和导管将球囊或者支架送到冠脉病变的位置，用扩张、支撑冠脉的方法，开通狭窄或闭塞的冠脉，从而达到改善心肌供血的目的。

冠脉介入操作快速，非常适合紧急状态下的血运重建，是目前处理急性心肌梗死最常用，也是最有效的治疗方式。

冠脉搭桥手术是通过外科开刀的方式，直接显露心脏和病变的冠脉，用自身其他部位的血管作为“桥”，将“桥血管”绕过狭窄的病变后，缝合在冠脉上，使心脏可以通过“桥血管”的输送获得更多的血液供应。

冠脉搭桥手术时，医生视野更开阔，可以显示绝大部分的冠脉病变，医生在手术中能够完成多支血管“搭桥”，达到“完全血运重建”的效果，在更大程度上保全心肌细胞。

手术适应证

心脏支架置入术和冠脉搭桥手术的适应证在一定程度上是相同的。当冠脉狭窄程度＞ 75% 时，往往就会带来相应的症状，需要接受冠脉血运重建治疗。

具体而言，心脏支架的适应证主要有 6 种。

（1）稳定型心绞痛经治疗后仍有症状，狭窄的病变血管供应中到大面积处于危险中的存活心肌的患者。

（2）有轻度心绞痛症状或无症状，但心肌缺血的客观证据明确，狭窄病变显著，病变血管供应着中到大面积处于危险中的存活心肌的患者。

（3）冠脉介入治疗后心绞痛复发、管腔再狭窄的患者。

（4）急性心肌梗死的抢救治疗，或急诊溶栓后干预残余病变。

（5）外科搭桥术后复发心绞痛的患者。包括扩张旁路移植血管的狭窄，吻合口远端的病变或冠脉新发生的病变。

（6）不稳定型心绞痛经积极药物治疗，病情未能稳定的患者。

冠脉搭桥手术的适应证也有 6 种。

（1）左主干病变患者。

（2）三支及以上的血管发生弥漫性病变，狭窄严重的患者。

（3）伴有心衰，需要完全血运重建恢复心肌的患者。

（4）合并其他疾病较多的患者，如糖尿病导致的血管病变较严重等。

（5）严重的冠脉介入并发症的患者，如冠脉损伤、心脏压塞等，或者急性心肌梗死时发生室间隔穿孔、乳头肌损伤等心脏急症。

（6）冠脉病变明确，但不能耐受较高强度抗血小板药物的患者。

由此可见，两种血运重建方式在治疗上具有协同和互补的特点，针对不同的病变类型，选择恰当的治疗方式，由此来争取更好的治疗效果。

患者感受

冠脉介入操作通常只需要进行局部麻醉，通过一个动脉穿刺置管就可以完成。在操作过程中，患者往往是完全清醒的，可以和医生进行实时的沟通交流。导丝和导管在血管内行进，注射造影剂的过程中，患者可能会有些许不适，但大多数是可以耐受的。操作完成之后，动脉穿刺的部位需要压迫止血，肢体活动会略有受限，待血管愈合之后，就可以恢复正常的活动了。根据病情恢复的情况，大多数患者在术后 3 天左右就可以出院了。

冠脉搭桥手术需要在全身麻醉和呼吸机辅助下进行，手术过程中，患者是没有不适感的。为了缓解手术切口带来的疼痛和不适，术后一段时间会应用适量的镇痛药物（常用的是镇痛泵）。在术后恢复的早期，需要患者进行呼吸锻炼，尤其要咳嗽排痰，减少肺部感染的可能。正中开胸手术的患者，需要维持 3 个月左右的胸骨约束，等待骨头的愈合。医生会鼓励患者早些下地活动，进行康复锻炼。恢复相对顺利的情况下，患者在术后 7 天左右就可以出院了。

相对而言，冠脉介入具有创伤小、恢复快的优势，但对于部分病变严重、风险较高的患者，也会进行全身麻醉，或者在设备辅助下进行冠脉介入操作。而且随着技术的进步，冠脉搭桥手术也有微创化的操作，经肋间小切口手术、胸腔镜辅助手术，都在很大程度上减少了创伤，有效改善患者的主观感受。

值得一提的是，随着目前医疗保障体系的完善和改革，不论是冠脉介入还是冠脉搭桥手术，患者需承担的费用都下降了很多，这为那些需要接受冠脉血运重建治疗的患者提供了更大程度的保障和支持。

刘大夫敲黑板

病变明确、有症状或急症的冠心病，需要进行血运重建治疗。

冠脉介入手术和冠脉搭桥手术，都是针对冠脉狭窄或者堵塞病变的治疗方法，目的都是改善和恢复心肌供血。

冠脉介入治疗具有创伤小、恢复快的特点；而搭桥手术，能够在更大程度上充分解除病变。

随着技术的进步和医疗保障的完善，不论是冠脉介入手术还是搭桥手术，都越来越能够满足患者的治疗需要。

冠脉里面的硬斑块和软斑块，哪种更危险？

近日有患者向我咨询，体检发现颈动脉中有软斑块，疑问这斑块还分软硬吗？哪种对人体更加危险呢？

斑块分软硬

临床上，不同部位血管检查斑块的方法有所不同，颈动脉和下肢等外周动脉常用超声检查，也可通过血管造影来评估，而冠脉则通过冠脉 CTA、冠脉造影等方法来检查。

动脉粥样硬化斑块从影像学特征上，可分为软斑块、硬斑块和混合斑块。

以颈动脉超声为例，如果斑块表面不光滑、形状不规则；超声检查提示低回声，这种斑块一般属于软斑块。相反地，斑块表面光滑，外形规则，超声检查提示强回声，这种斑块一般属于硬斑块。如果斑块同时具有上述两种特点，或者两种特点都不明显，呈混合回声，一般考虑为混合斑块。

是什么造成软斑块和硬斑块影像学特征的不同呢？

这是因为斑块的成分不同所致。动脉粥样硬化斑块是由纤维帽和下面覆盖的脂质核心所构成，就像在血管内膜下包了个“饺子”。如果饺子“皮薄而馅多”，也就是斑块的纤维帽比较薄，脂质成分比较多，属于软斑块，容易破裂，因此也被称为“易损斑块”。如果斑块中钙化成分较多，脂质成分比较少，属于硬斑块，这种斑块相对稳定，不容易破裂。而混合斑块兼具两者的特性，结构比较复杂，也容易破裂。一旦斑块破裂，容易引起血管里形成血栓，堵塞血管，引起心肌梗死或脑梗死。

虽然硬斑块通常比软斑块更稳定，但不等于软斑块就一定危险，硬斑块就一定安全。软斑块和硬斑块只是针对斑块的结构而论，还要结合斑块的大小、位置、对血流的影响等因素，才能全面评估斑块破裂风险。

发现斑块怎么办？

无论发现了哪种类型的斑块，都应该积极干预，采取健康的生活方式，在医生指导下进行药物治疗或手术治疗，目的是稳定斑块，预防斑块进一步增长或破溃，并预防其他部位形成新的斑块。

健康的生活方式，包括戒烟限酒，低盐、低脂、少糖饮食，坚持适当运动，控制体重，保持积极心态等。

在药物治疗方面，医生将根据血管的狭窄程度、患者的疾病状态和血脂情况来评估是否需要服用他汀类药物治疗。另外，患有高血压、糖尿病、高尿酸血症等患者需要积极治疗，使指标达到目标范围。

如果颈动脉或者冠脉狭窄程度比较严重，或者出现脑缺血和严重的心肌缺血，在医生评估后，可以考虑置入支架或进行颈动脉内膜剥脱术等手术治疗。

刘大夫敲黑板

动脉粥样硬化斑块主要由纤维帽和脂质核心组成，根据影像学特征，分为硬斑块、软斑块和混合斑块。

相对硬斑块，软斑块破裂风险更高、更不稳定，但斑块是否稳定还受斑块大小、位置等因素影响。

无论出现哪种斑块，都应保持健康的生活方式，控制好血压、血糖、血脂等指标，在医生指导下进行积极治疗，可以稳定斑块，预防血栓造成的危险疾病。

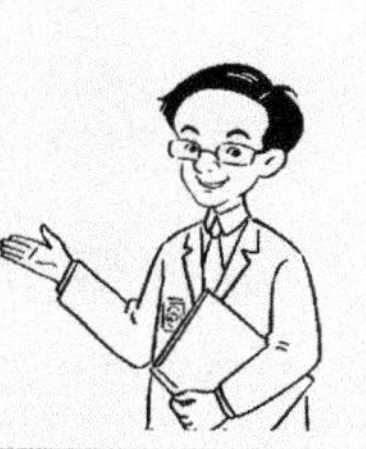

冠脉钙化是什么病?

现在，越来越多的人关注心脏健康，有些人体检时检查了冠脉 CTA，诊断报告单上出现“冠脉钙化”这样的结论，经常会吓人一跳，冠状动脉钙化，简称冠脉钙化，那么，“冠脉钙化”究竟是个什么病呢？有了“冠脉钙化”，是否就意味着病得很严重呢？接下来，我们就来了解一下。

关于冠脉钙化

冠脉钙化是指钙盐沉积在冠脉血管壁。冠脉钙化常常发生在有动脉粥样硬化斑块的部位，是冠脉粥样硬化病变的重要标志，严重的冠脉钙化预示着患者发生心肌梗死、脑梗死等心脑血管疾病的风险较高。

调查显示，冠脉钙化患病率随着年龄增加而增加，男性更多见。50 ～ 59 岁的男性中，约有半数人存在冠脉钙化，相同年龄段女性检出率为 22.1%。而 60 岁以上男性中，检出率则高达 79.6%，相同年龄段女性检出率为 53.1%。

一般来说，冠脉狭窄程度越严重，伴有冠脉钙化的概率就越大。研究发现，高龄、血脂异常、糖尿病、甲状旁腺功能亢进、慢性肾病、接受透析治疗、高钙血症，以及曾经接受冠脉搭桥手术等情况的人群，是冠脉钙化的高发人群。

不过，您也不用过分担心，冠脉钙化并不是短期就会出现的，所谓“冰冻三尺，非一日之寒”，如果能积极防治原发疾病，养成良好的生活习惯，减少发病的危险因素，就能最大程度地预防冠脉钙化，延缓病变进展。

冠脉钙化的检查与治疗

如果发生冠脉钙化，会有哪些症状？冠脉钙化如何诊断和治疗呢？

如果仅仅存在冠脉钙化，但是，冠脉局部管腔并没有显著狭窄，患者一般不会出现明显症状。如果冠脉管腔显著狭窄伴有钙化病变，可以发生心肌缺血，患者将出现心绞痛症状。另外，冠脉钙化还会显著降低血管弹性，增加冠脉介入治疗的难度，增加手术并发症的风险。

诊断冠脉钙化主要依靠影像学检查手段，比如，冠脉 CTA、冠脉造影、血管内超声（简称 IVUS），以及光学相干断层扫描（简称 OCT）。

对于冠脉钙化的高发人群，可以采用冠脉 CTA 初步评估是否存在钙化病变，以及钙化的范围和程度。如果患者具有冠脉造影的适应证，冠脉造影可以进一步确定钙化病变合并血管狭窄的程度。另外，腔内影像学技术，比如血管内超声，光学相干断层扫描，可以确定钙化病变是分布在管腔的表浅，或者深部，以及钙化病变的位置、弧度、长度、厚度等重要信息，有利于精准地制订冠脉介入治疗的策略，可以有效降低介入治疗并发症的发生概率，显著提高心脏支架置入的即刻和远期效果。

一般来说，深部钙化病变，对冠脉介入治疗影响不大，但是，如果钙化病变位于冠脉血管壁的浅表处，并且，冠脉钙化的弧度大、厚度厚、长度长，特别是合并中到重度冠脉狭窄，可能会导致普通球囊导管难以充分扩张，这时候，就需要应用切割球囊或者棘突球囊等特殊球囊导管，挤压钙化病变，预期产生钙化断裂，或者采取冠脉旋磨术，或者冲击波球囊导管，来消蚀或者震裂钙化病变，为随后置入心脏支架铺平道路。

刘大夫敲黑板

冠脉钙化，是指钙盐沉积在冠脉血管壁，是冠脉粥样硬化的重要标志，是心血管疾病的独立预测因子。

高龄、具有“三高”危险因素、慢性肾病等人群是冠脉钙化的高发人群，积极管理原发疾病，遵循健康的生活方式可以预防和延缓冠脉钙化。

临床上，常用冠脉 CTA、冠脉造影、血管内超声，以及光学相干断层成像等检查手段来评估和指导冠脉钙化病变的介入治疗。

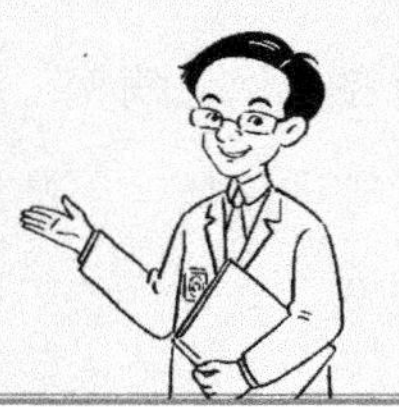

参考文献

[1] WONG MYZ，YAP J，HUANG W，et al. Impact of Age and Sex on Subclinical Coronary Atherosclerosis in a Healthy Asian Population. JACC Asia. 2021，1（1）：93–102.

根据冠脉造影结果，决定是否需要放支架，靠谱吗？

很多时候，心脏支架是和冠脉造影绑定在一起的。如果进行冠脉造影时发现有置入支架的指征，那么，心脏支架置入术和冠脉造影会在同一台手术中完成。很多人会有这样的问题，依据冠脉造影决定放支架可靠吗？

为什么要做冠脉造影？

为了比较准确地检查冠脉，需要进行冠脉造影检查。

冠脉狭窄通常是由脂质、钙质和一些细胞成分在血管内形成动脉粥样硬化斑块所引起。狭窄的动脉导致供给心脏的血量减少，而在过度运动、劳累等情况下，这种供血会进一步减少，就会出现胸闷、胸痛等症状。而如果在狭窄基础上发生斑块破裂等，继发血栓形成，则会阻塞血管，就可能引起心肌梗死，甚至引发心源性猝死。

对于冠脉，CT 扫描检查提供的信息往往不够准确，医生也不能仅仅凭借 CT 扫描结果判断是否需要置入支架。而相比之下，通过冠脉造影，可以比较准确地了解冠脉是否存在狭窄、狭窄的数量、部位和程度。因此，对于怀疑存在冠脉疾病的患者，冠脉造影是很重要的检查。

当然，这也不是说冠脉造影可以取代 CT，因为前者是有创操作，而 CT 扫描是无创的，因此，后者适用于一些冠脉病变可能性较小的患者的排除检查。不过，如果怀疑冠脉病变的可能性大，那还是建议进行冠脉造影检查。

什么样的造影结果需要放支架

如果冠脉造影提示没有狭窄或者冠脉狭窄程度＜ 50%，那么只要服用治疗冠心病的药物就能控制，不需要放支架。

如果提示冠脉狭窄＞ 90%，那么在很大程度上需要置入心脏支架。

而如果提示冠脉狭窄程度介于 50% ～ 90%，这个时候，就需要通过一些辅助检查，判断患者是否存在心肌缺血，并决定是否需要置入支架。比如，患者是否有典型的心绞痛症状，心电图是否有心肌缺血的提示，以及冠脉血流储备分数。这个指标是判断心肌是否存在缺血，是否需要置入支架的“金标准”。

也就是说，冠脉造影是判断是否需要置入支架的重要指标，但很多时候医生也会参考其他检查的结果。而且，即使需要放支架，医生也会在造影后第一时间告知患者家属结果，并确定是否愿意置入支架及选择支架的类型。

刘大夫敲黑板

本节简要介绍了冠脉造影和心脏支架的关系。

怀疑冠脉疾病的患者，需要通过冠脉造影来确定诊断。

冠脉造影是判断是否需要进行置入支架的重要标准，但并不是说冠脉造影提示血管有狭窄就一定要置入心脏支架。

只有冠脉造影提示血管狭窄达到一定程度，并且确定存在心肌缺血证据才考虑置入心脏支架。

冠脉血流储备分数是评价冠脉缺血的“金标准”

近日，一位外地患者给我发微信咨询，他在当地医院确诊为冠心病，医生建议进一步评估冠脉血流储备分数以确定是否需要进行支架治疗。患者第一次听说冠脉血流储备分数，不知道是什么检查，网上的解释更是看不懂，而且这是一个有创检查，所以想问问我，冠脉血流储备分数是什么，有没有必要做这个有创检查。本节就来详细说一说。

了解缺血看比值

冠脉血流储备分数（FFR），这是反映冠脉狭窄导致心肌缺血程度的一个数值。计算的是在冠脉存在狭窄病变的情况下，这支血管所供给的心肌区域可以获得的最大血流量，和这个区域理论上正常情况下所能获得的最大血流量的比值。科学家把这个比值简化为测量当血管处于最大充血状态时，狭窄远端冠脉内平均压（Pd）和冠脉口部主动脉平均压（Pa）的比值（图 2）。

这个定义可能比较难理解，下面具体来说一下。

在冠脉没有狭窄的情况下，冠脉一支血管的远端和近端所承受的动脉压力理论上是一样的，这时，FFR 值应该等于 1；但如果冠脉存在狭窄，那么经过狭窄后的血流量就会减少，狭窄远端的压力就会降低，那么，FFR 值就会小于 1。因此，FFR 值越小，说明冠脉狭窄导致的心肌缺血越严重。

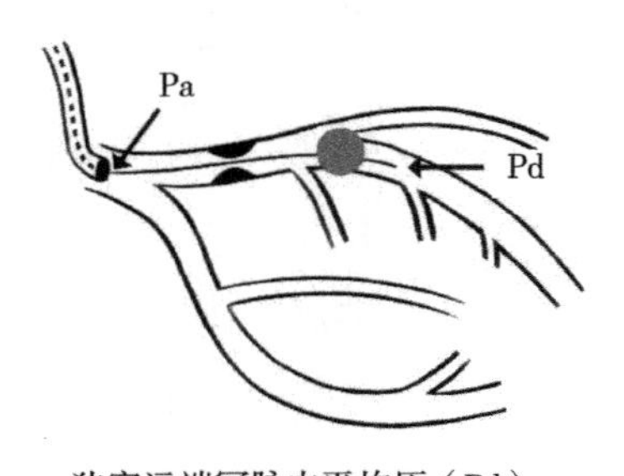

$$\text{FFR}=\frac{\text{狭窄远端冠脉内平均压（Pd）}}{\text{冠脉口部主动脉平均压（Pa）}}$$

（在心肌最大充血状态下）

图 2 冠脉血流储备分数（FFR）

为什么要做这个有创检查？

你可能会疑问，已经有各种各样的心脏检查了，为什么还要做这个检查呢？而且这还是个有创检查。

这是个好问题！

目前，无论是给患者做无创的冠脉 CTA，还是有创的冠脉造影，都仅能观察血管是否存在狭窄，这个狭窄“看起来”有多严重。可是，人体构造是很复杂的，“看起来”比较严重的狭窄病变，不一定会导致心肌严重缺血。所以，临床上不仅需要解剖学角度的评估，还需要功能学角度的评估。

打个比方，如果说冠脉缺血是一场“犯罪事件”，那么通过冠脉血流储备分数检测，就可以确定某支血管的“犯罪事实”和具体的“恶劣程度”，以便医生给予“量刑定罪”。

因为在现实中，狡猾的“罪犯血管”往往披着马甲，究竟是“假李鬼”还是“真李逵”，有时候很难识别。临床上常常会遇到这样的情况：患者张三和李四进行冠脉造影或冠脉 CTA 检查，血管狭窄程度都是 70%。但是实际上，张三这支血管供应的心脏区域比较大，心肌缺血比较严重，而李四这支血管供应的心脏区域比较小，心肌缺血并不明显。这时候，虽然是同样的狭窄程度，他们需要采取的治疗策略是不同的。除此之外，临床上还有很多需要从功能学角度来辅助制定治疗策略的情况。

因此，在判断血管“犯罪事实”的时候，冠脉血流储备分数可以帮助医生辨别出这个病变是“假李鬼”还是“真李逵”，这样也更有利于患者得到有效的治疗。

冠脉血流储备分数具有评估功能学的优势，因此，该检查也被认为是评价冠脉缺血的“金标准”。而且，测量出的 FFR 值有助于指导临床治疗决策。

一般来说，当 FFR < 0.75，提示存在心肌缺血，建议患者进行心脏支架或冠脉搭桥等血运重建手术；当 FFR > 0.8，提示没有明显的心肌缺血，建议患者进行药物治疗；而如果 FFR 为 0.75 ～ 0.8，则需要综合患者的症状和病情后再做出治疗建议。

另外，还可以在置入心脏支架后再次测量冠脉血流储备分数，如果 FFR 值有所提高，特别是数值＞ 0.9 时，提示手术治疗效果比较理想。

谁需要进行检测?

哪些冠心病患者的病变需要判断是“李鬼”还是“李逵”呢?

临床上，冠脉血流储备分数适用于以下 4 类病变。

（1）首先，是稳定性冠心病或者不稳定性冠心病患者狭窄处于临界病变，也就是冠脉造影血管狭窄为 30% ～ 90%，推荐进行 FFR 检测。

（2）其次，是急性冠脉综合征“非罪犯血管”病变，FFR 检测可以帮助确定治疗方案。

（3）再次，是急性 ST 段抬高型心肌梗死患者，发病 6 天后的“罪犯血管”，可以通过测量 FFR 来确定治疗方案。

（4）最后，是非 ST 段抬高型心肌梗死罪犯血管不明确的患者，需要 FFR 指导治疗决策的制定。

当然，不同的病变还要视患者具体情况而定。如果已经有明确心肌缺血证据的病变，或者已经确定治疗策略的患者，则不建议进行 FFR 检查。

虽然，冠脉血流储备分数检查对以上这些患者制订治疗策略起到重要作用，但由于各种原因，目前该检查的使用率还比较低，大多在三甲综合医院和专科医院开展。

不过，随着对冠脉病变功能学评价认识的提高和科技的进步，已经涌现出很多基于冠脉血流储备分数的相关检查方法，如瞬时无波形比值（iFR）、冠脉CT血流储备分数（CT-FFR）等等。其中，CT-FFR是在冠脉CTA基础上无创评价冠脉病变功能学的检查，具有解剖学和功能学双重优势。

当然，这些新的技术方法仍在经验积累阶段，不过，未来有望进一步促进冠脉血流储备分数技术的临床应用，让更多患者受益。

刘大夫敲黑板

冠脉血流储备分数是一项有创检查，是临床上评价冠脉缺血的“金标准”。

不同于冠脉造影和冠脉CTA从解剖学来评估血管狭窄，冠脉血流储备分数可以从功能学角度进行评估。

冠脉狭窄病变情况复杂的患者建议检测冠脉血流储备分数，为后续治疗策略提供参考，冠脉血流储备分数越小，说明冠脉狭窄导致的心肌缺血越严重。

该检查结果将为患者的治疗决策提供有力参考，同时，基于冠脉血流储备分数的相关检查方法不断涌现，未来会让更多患者受益。

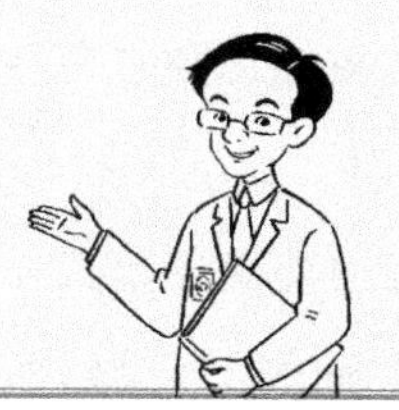

冠脉血流储备分数可以无创检测了

上一节我们介绍了冠脉血流储备分数这个检查，可以帮助医生更准确地判断是否存在心肌缺血。但是冠脉血流储备分数是一项有创的检查，需要特殊的压力导丝进行测量，而且需要注射腺苷等药物，一些患者存在腺苷的禁忌证，由于操作难度较高、风险较大等原因，目前这一检查在临床上的应用尚不普遍。而随着科学的进步，现在这个分数可以通过无创的手段进行检测。

冠脉 CT 通过从静脉注射造影剂再进行 CT 扫描，可以得到冠脉 CT 图像，而科学家可以根据 CT 采集到的信息对冠脉进行三维重建。冠脉血流储备分数测量的是在血管内流动的血液的一些指标来反映是否存在心肌缺血。那么，当重建出冠脉的结构，模拟血流在其中流淌的情况，运用物理学理论，科学家们可以推算出血流在其中的流速、流量、压力，等等。基于这些，CT-FFR 由此诞生，而且已有多项研究证实 CT-FFR“推算”出的冠脉血流储备分数与真正有创测量得到的冠脉血流储备分数相比，准确性可以达到 90% 以上。

这个分数的测量虽然是无创的，但是需要有冠脉 CT 的图像，而临床上一些病情紧急的患者可能并没有时间进行冠脉 CT 的检查，CT-FFR 这一分数的获得也就无从谈起。这时候，另一个没有那么无创也没有那么有创的分数就派上用场了。这就是定量血流分数（QFR）或冠脉造影血流储备分数（caFFR），与 CT-FFR 来源于 CT 图像不同，这个分数是来源于有创的冠脉造影。科学家们利用人工智能根据冠脉造影的图像推算出了 QFR 或 caFFR，其与 FFR 相比具有相当高的准确性，而且不需要压力导丝，也不需要注射腺苷。有了它，医生在进行冠脉造影后，可以测量其数值，既能看有没有冠脉狭窄，又能看有没有心肌缺血。

而对于患者来说，这一分数什么时候应用呢？比如，冠脉存在的临界病变，就是狭窄程度没有那么轻也没有那么重的患者，这时候是药物治疗呢，还是需要置入支架或者做搭桥手术呢？这种情况下，单看冠脉的狭窄程度可能很难判断，而测量这个分数就可以帮助医生判断这一狭窄有没有引起心肌缺血，进而指导诊疗。再比如，心肌梗死的患者，可能不止一根血管存在狭窄，但是引起心肌细胞坏死的坏蛋，我们称之为“罪犯血管”的一般只有一根，那么对于那些“非罪犯血管”来说，这一次的事故可能它不是罪魁祸首，但却又可能引起下一次的事故发生，测量一下这个分数就能帮助医生判断其是否引起心肌缺血，从而制订更合适的治疗方案。

刘大夫敲黑板

冠脉存在狭窄，不等于一定存在心肌缺血。

冠脉血流储备分数，是目前判断是否存在心肌缺血的金标准，其数值越小，心肌缺血的程度越重。

传统的冠脉血流储备分数是一项有创检查，而目前新的技术使得这一分数可以无创检测，即 CT-FFR，在临床中有许多应用。

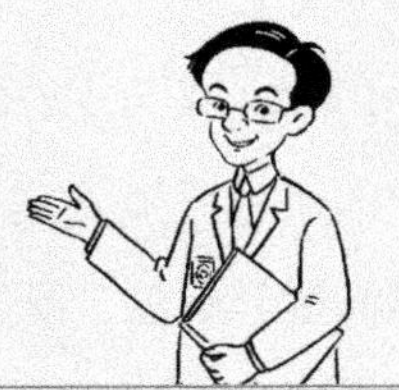

如何借助心脏介入医生的“第三只眼”了解冠脉？

腔内影像学检查可以提供有关冠脉更真、更全、更细的信息，因此被形象地称为“第三只眼”，可以辅助心脏介入医生更好地观察和了解冠脉。目前临床上常用的腔内影像学检查包括血管内超声（IVUS）和光学相干断层成像（OCT）。与传统的冠脉造影相比，腔内影像学检查在显示冠脉管腔轮廓的同时可以清晰地显示管壁病变和管腔内结构，可以定量测量病变相关数据，并对病变的性质进行区分，且不会受到血管迂曲和重叠的影响。下面为大家详细介绍一下这两项检查。

IVUS

IVUS 的基本原理是使用成像导管发射超声波，部分超声从组织折射返回传感器产生电脉冲，最后转换成图像。它的组织分辨率为 100 ～ 200 微米，穿透深度为 4 ～ 8 毫米。IVUS 可以清楚显示冠脉的三层结构，其中外膜超声反射信号强烈，显示为白色；中膜无超声回波信号，显示为黑色或暗灰色；内膜介于中膜和血流之间，也显示为白色。不同类型的斑块在 IVUS 图像中的回声强度不同，通过观察斑块的回声信号强度可以很好地区分斑块的性质。IVUS 还可以定量测量病变处的最小管腔面积，为是否需要进行冠脉介入干预提供一定的参考。同时可以准确测量病变长度、病变近端和远端参考血管直径，帮助术者选择合适大小的球囊和支架。

OCT

与 IVUS 不同，OCT 使用近红外光扫描，产生高分辨率的组织显微图像。其组织分辨率可以达到 10～20 微米，但穿透深度仅为 1～2 毫米。OCT 可以清楚地观察冠脉血管的三层结构，发现异常的内膜增厚。OCT 组织区分度高，可以很好地识别纤维斑块、脂质斑块和钙化斑块，并与病理检查高度一致，被称为“光学活检”。同时，OCT 可以较好地检出易损斑块、分辨红色血栓和白色血栓。OCT 还有助于心脏介入医生了解和判断急性冠脉综合征的病理类型及可能的发生机制。

两种检查技术比较

IVUS 穿透能力较强，可以观察管壁深部结构，且进行检查时不受血流影响，无须阻断血流。这项检查技术较成熟，临床应用的证据较多。但 IVUS 对血栓等病变的分辨能力较差，对急性冠脉综合征的分析不如 OCT，识图学习曲线相对较长。

相比 IVUS 而言，OCT 的图像分辨率及组织分辨率很高，可以精准识别病变细节。此外，OCT 操作相对简单，学习曲线较短。

但 OCT 受红细胞影响较大，成像前需充分冲洗导管，且因需要推注造影剂，可能会对患者的肾功能造成损害。脂质斑块由于衰减较强，OCT 对其穿透能力不足。当斑块及血栓较多时，OCT 的图像容易失真。

腔内影像学检查的临床应用

在心脏介入手术前进行腔内影像学检查，可以评估冠脉病变，如左主干狭窄、复杂分叉病变、急性冠脉综合征疑似罪犯病变、造影显示不清晰或模糊的病变。手术中使用腔内影像学检查可以指导和优化支架置入方案，腔内影像学检查可以准确测量参考血管直径和病变长度，为选择合适大小的球囊和支架提供参考。术后使用腔内影像学检查可以较好地确认是否存在支架膨胀不全和贴壁不良、残余病变、支架边缘夹层等。腔内影像学检查还可以帮助心脏介入医生明确支架治疗失败的具体机制。

刘大夫敲黑板

腔内影像学检查可以辅助心脏介入医生更好地观察和评估冠脉，因此被形象地称为心脏介入医生的“第三只眼”。

血管内超声和光学相干断层成像是临床上最常使用的两种腔内影像学检查，这两种检查技术具有各自的优势和不足，且优劣互补。

腔内影像学检查可以用于冠脉介入术前评估病变，术中指导、优化支架置入，术后检查支架置入情况等。

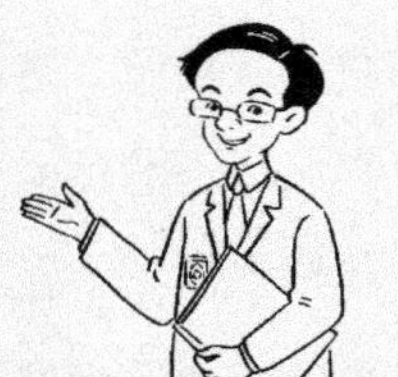

已经放了心脏支架，冠脉里面还有狭窄病变，该怎么办呢？

有关置入心脏支架的适应证一直都存在争议。目前的主流意见是，患者存在胸痛或胸闷等症状，冠脉造影提示冠脉存在≥ 70% 的狭窄病变，同时，有创或无创检查证明存在心肌缺血，可以考虑进行心脏支架术治疗。

但是，有相当一部分患者存在多处病变，有时在同一血管上存在多个病变，有时是在不同血管上存在多个病变。对于这样的患者如何治疗，其评估手段和治疗原则也存在较多争议。医生往往会采用冠脉功能学检查手段，比如 FFR 评估是否存在心肌缺血，或者使用腔内影像检查手段，比如 IVUS 或 OCT 评价冠脉病变的性质和特点等情况，最终再决定是否需要置入心脏支架，需要置入几枚支架。

无论是否需要置入支架，药物治疗均非常重要

首先是抗血小板药物，在斑块不稳定的基础上继发血栓形成是急性心肌梗死等心血管事件的重要发生机制，尤其是存在斑块不稳定的情况，抗血小板治疗尤为重要，最常用的药物是阿司匹

林。抗血小板药物的主要副作用是出血风险，有些患者顾虑阿司匹林的副作用。事实上，对没有消化性溃疡等疾病的患者，总体安全性良好，但要关注大便颜色，避免外伤，若进行其他手术操作，如拔牙等需咨询专业医生。

其次是他汀类药物，他汀类药物不仅能降低总胆固醇和低密度脂蛋白胆固醇，还能稳定斑块，减缓动脉粥样硬化的进展。无论是否置入支架，一旦诊断冠心病，他汀类药物建议长期应用。临床中遇到的不少患者担心他汀类药物的副作用，其实他汀类药物总体是非常安全的。在服药前查生化了解总胆固醇和低密度脂蛋白胆固醇、肝功能、肾功能、肌酸激酶水平，服药 1 个月后复查生化，遇到不良反应及时处理，在医生的指导下定期复查，总体获益远远大于风险。

控制危险因素和健康的生活方式也非常重要，如积极控制糖尿病和高血压。建议高血压患者血压控制在 140/90 mmHg 以下；部分合并多个危险因素的患者血压控制在 130/80 mmHg 以下；老年人的收缩压目标可适当放宽到 150 mmHg 以下。因心脑等重要器官的灌注需要血压，所以血压不宜过低，若出现低血压（＜ 90/60 mmHg）需及时就诊，调整降压药物。控制好血糖，减少高血糖对血管内膜的损伤，减少血栓形成的风险。此外，要养成良好的生活习惯，作息规律，避免过度劳累，避免情绪激动，戒烟、戒酒，根据自己的体力进行适当的体育锻炼。从源头上控制好危险因素和保持健康的生活方式，都有助于延缓动脉粥样硬化的进展。

刘大夫敲黑板

总体来说，冠脉狭窄 < 70% 的病变一般不需要置入支架，但要防止斑块进展，稳定斑块很重要。

抗血小板药物和他汀类药物是冠心病的治疗基石。

控制高血压、糖尿病等危险因素也很重要。

为什么有的冠心病患者放了好几枚心脏支架？

2020 年数据显示，我国大陆地区共进行了约 97 万例冠脉介入治疗，平均每例置入支架数量为 1.46 枚。从这个数据可以了解，不少患者置入了两枚或多枚支架。

那么，为什么这些患者需要置入多枚支架呢？

何为冠脉多支血管病变？

我们知道，置入心脏支架是冠心病患者重要的治疗策略之一，不过，置入心脏支架的数量取决于冠脉病变的具体情况。

冠心病的全称是冠脉粥样硬化性心脏病，也就是冠脉发生动脉粥样硬化，引起血管管腔狭窄或阻塞，造成心肌缺血、缺氧，甚至坏死。冠脉包括左主干、左前降支、左回旋支和右冠脉，任何一支血管狭窄＞ 50% 就可以诊断为冠心病。

有些冠心病患者只有一支血管出现动脉粥样硬化，但有些患者一支血管的多个部位或多支血管发生病变。当冠脉出现两支或两支以上血管狭窄＞ 50%，或者一支血管狭窄＞ 70%，另一支或两支血管狭窄＞ 50% 时，称为“冠脉多支血管病变”（MVD）。

研究发现，患者年龄越大，危险因素越多，越容易合并多支血管病变。在急性 ST 段抬高心肌梗死（STMEI）患者中，40%～50% 的患者存在多支血管病变，在糖尿病患者中，也常见多支血管病变。

哪些人需要置入多枚心脏支架？

当三支主要冠脉，也就是左前降支、左回旋支和右冠脉，以及他们的主要分支中，任何一支狭窄程度≥ 70% 时，可以视患者具体情况，考虑进行血运重建，具体包括冠脉支架置入术和冠脉搭桥术。

我们主要来看看需要置入多枚心脏支架的情况。

当患者存在多支血管病变，这些病变都各自独立，而且从功能学检查判断这些病变均会引起心肌缺血，比如，冠脉血流储备分数（FFR），以及冠脉 CT 血流储备分数（CT-FFR），这时候可能需要考虑放置多枚支架，以达到“完全血运重建”。

另外，有些患者虽然是单支血管病变引起的严重心肌缺血，但是病变部位比较长，而支架的直径和长度尺寸是固定的，这时候，可能需要置入两枚，甚至三枚支架进行串联治疗。

临床实际中，是否必须进行“完全血运重建”，取决于病变和患者的具体情况。部分多支血管病变患者，尤其是高龄老人，在对引起症状的“罪犯”血管行冠脉介入治疗后，临床症状明显改善，不需要“完全血运重建”。另外，置入多枚心脏支架的患者，由于支架内血栓风险更高，需要服用更长时间的双联抗血小板药物，这样可能会增加出血风险。

因此，为了避免多放支架，增加不必要的治疗风险，需要强调对多支血管病变进行功能学检查，判断是否引起心肌缺血，对确定引起缺血的病变进行血运重建。

置入多枚支架的患者常常为高龄，或存在多个危险因素，如糖尿病、高脂血症、吸烟等，因此，需要重视控制危险因素和改善生活方式。通过规范用药，定期随访，这些患者的长期预后是比较乐观的。当然，无论是置入一枚还是多枚支架，都需要警惕发生支架内血栓或支架内再狭窄。若术后出现胸闷、胸痛等症状，需要及时就诊，必要时入院复查冠脉造影，明确支架情况。

刘大夫敲黑板

当患者存在各自独立，且会引起心肌缺血的多支血管病变，或者病变部位较长的严重单支血管病变时，视患者具体情况可以考虑置入多枚支架。

多支血管病变在临床上很常见，但是否需要置入多枚支架，取决于病变情况和患者的具体情况，建议对多支血管病变进行功能学检查判断缺血情况。

置入多枚支架后更应规范用药，控制好危险因素，以获得较好的长期效果。

粉碎谣言：放了心脏支架会缩短寿命

在 2019 年，我国进行的冠脉介入治疗手术已达到 100 万例，但我国有＞ 1100 万冠心病患者，心脏支架手术作为冠心病的主要治疗措施之一，手术患者将会越来越多。有些患者听说做心脏支架手术会影响寿命，因此对是否做支架手术犹豫不决，反而耽误了病情。本节来聊聊支架手术是否会影响寿命。

心脏支架手术是否会影响寿命？

回答问题之前，先看看两位患者的经历。

第一位患者是 41 岁的张先生。一天，他突发急性心肌梗死，由于对疾病不了解，他到医院比较晚，病情已经发展得比较严重，虽然进行了心脏支架置入手术，开通了堵塞的冠脉，但是张先生已经出现心力衰竭，出院后心脏功能仍然比较差，预期寿命比较短。

第二位患者是 65 岁的李先生。他没有合并其他疾病，因心绞痛被诊断为冠心病，为了缓解症状，进行了心脏支架置入术。术后李先生按照医嘱规律服药，并且改善了生活方式，复查时心脏功能基本正常，预期寿命比较长。

从以上两个病例可以看出，心脏支架和寿命没有直接关系，放完支架之后具体能活多久，也因人而异。其实，影响患者寿命更为关键的因素是疾病的严重程度，以及患者是否合并其他疾病。

病情和术后管理影响寿命

对急性心肌梗死患者来说，心脏支架手术是挽救生命的重要措施，如果不做心脏支架手术，患者很可能会丧失生命，更别提往后的寿命；如果进行心脏支架置入术，那就医时间也很关键，更早到达医院、更快开通堵塞的血管，患者预后会更好，预期寿命也会更长。

而对有胸痛症状的冠心病患者来说，心脏支架置入术的作用更多是缓解症状，提高生活质量。这时，支架手术本身与患者预期寿命的关系并不大，对患者寿命影响更大的是患者在手术前是否合并其他疾病。

心脏支架手术后，影响患者寿命的不良反应有支架内再狭窄和支架内血栓，尤其是支架内血栓。因此，需要患者坚持服用抗血小板药物，以及长期进行冠心病二级预防来降低上述风险。

对患者来说，心脏支架手术只是局部治疗手段，并不能治愈冠心病，术后仍然需要坚持长期治疗及健康的生活方式，才能降低再次发生心、脑血管疾病的风险，从而延长寿命。具体来说，要求患者了解自己的病情，管理好血压、血糖和血脂等指标，从饮食、运动、戒烟、精神状况等方面改善生活方式。病情稳定的冠心病患者，如果能坚持做好上述二级预防措施，一般可以达到正常寿命。

刘大夫敲黑板

对急性心肌梗死患者来说，越早进行心脏支架置入术，越快开通堵塞的血管，是挽救患者生命、延长寿命的关键。

对需要改善症状的冠心病患者来说，心脏支架置入术对寿命的影响不大，术后需要坚持服用抗血小板药物，做好冠心病的二级预防，避免发生心、脑血管疾病，更有助于延长寿命。

心脏支架置入术是为了挽救患者生命、提高患者生活质量而进行的治疗方法，手术本身不会影响寿命。患者病情的严重程度、是否合并其他疾病、是否做好二级预防，才是影响寿命的关键因素，尽早治疗、规范治疗，是延长患者寿命的重要措施。

参考文献

[1]《药物涂层球囊临床应用中国专家共识》专家组 . 药物涂层球囊临床应用中国专家共识 . 中国介入心脏病学杂志，2016，24（2）：61-67.

[2] 董元宝，王小龙，尹丽娟，等 . 药物洗脱支架植入后冠脉支架内再狭窄的影响因素分析 . 中国现代药物应用，2022，16（1）：13-16.

第三章

心脏支架手术并非“一劳永逸”

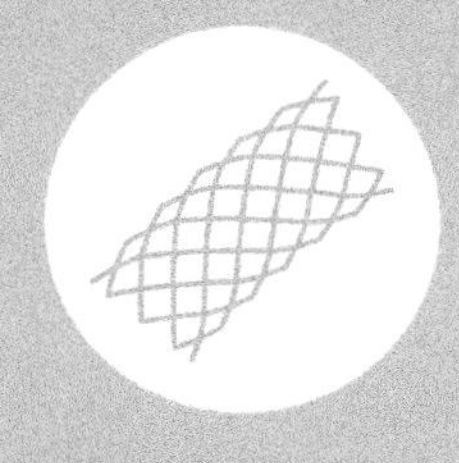

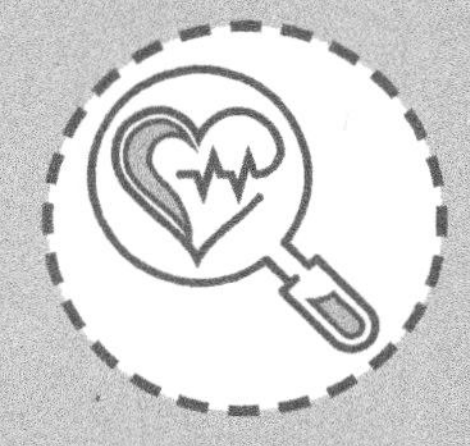

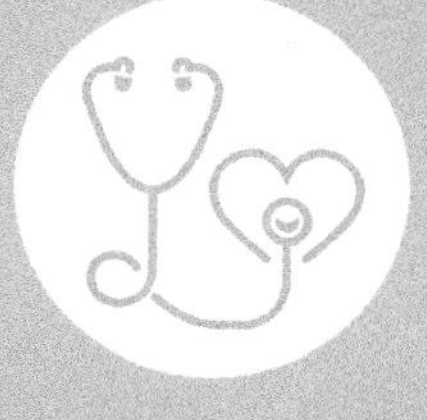

心脏支架手术是微创手术，局部伤口不用护理吗？

随着冠脉介入技术的发展，已经有越来越多的心脏病患者接受了微创手术治疗。比起外科开胸手术，内科介入治疗最大的优势就是微创。以心脏支架置入术为例，只需要穿刺动脉，若选择手腕上的桡动脉作为手术入路，甚至术后当日便可下地行走。因此，微创手术优势便是创伤小、恢复快。但即使是微创手术，术后伤口也是需要护理的。

术后常规护理

以心脏支架置入术为例，手术入路仅为穿刺血管，常规情况下不会切开皮肤，因此不存在伤口缝合，但因穿刺的是压力较大的动脉，所以其仍存在出血风险，术后应密切关注穿刺部位的情况，观察敷料是否干燥，有无出血、渗血及皮下血肿。

经桡动脉入路者，医生会给患者佩戴加压止血器，应用过程中为了有效压迫止血，会存在一定压力，可能会有轻微疼痛或发胀的感觉，医生会定期松气及观察伤口情况，如有特殊渗血，或手部疼痛严重、肿胀、皮温或皮色异常，应及时通知医生处理。

若经股动脉（腿部）入路，术后患者则需遵医嘱卧床，在要求的时间内避免屈腿动作，非手术入路的下肢可适当活动。同样观察穿刺部位渗血及血肿情况，避免污染物接触伤口，保持清洁，如有下肢疼痛、肿胀、皮温或皮色异常请随时通知医生。

穿刺部位可能的并发症

皮下淤血或血肿：一旦发现，立刻通知医生，医生会根据出血的情况给予相应处理，大部分情况可重新压迫止血，但若出血量较大，甚至可能影响生命体征，医生会根据情况给予抗休克治疗，甚至采取更积极的止血治疗。

水疱或血疱：术后部分患者穿刺处可能由于压迫力量过大或时间过久出现水疱甚至血疱，此时需每隔 1 ～ 2 小时减压一次，以改善血供；若水疱较大，在消毒后用一次性注射器将液体抽出，并保持清洁干燥，可促进吸收。

感染：由于冠脉介入手术创伤极小，且为无菌操作，因此只要术后注意护理，感染风险极小。若一旦发生感染，可应用抗感染药物对症治疗。

刘大夫敲黑板

微创手术虽然创伤很小，但仍需重视穿刺部位的护理。

遵医嘱卧床和相对制动，观察伤口渗血情况，保持清洁干燥，关注穿刺肢体疼痛、肿胀、皮温及皮色改变，如有问题随时通知医生。

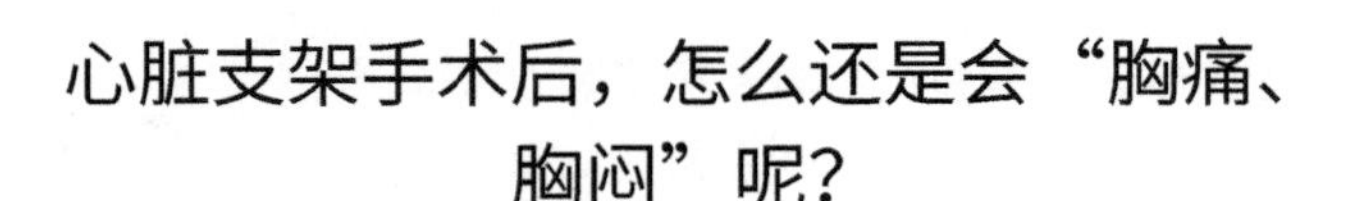

心脏支架手术后，怎么还是会“胸痛、胸闷”呢？

最近有患者说他做了心脏支架手术才几个月，又开始出现胸痛，这是为什么呢？这位患者的具体情况还有待进一步了解。不过，我倒是想起曾经治疗过的几位患者，他们也是在支架术后再次出现胸痛，但是出现胸痛的原因却截然不同。下面我们先来看看以下 4 个病例。

支架内血栓导致的胸痛

首先来看患者赵阿姨，赵阿姨六十多岁，几年前患上高脂血症，却没有坚持规律服药，在一次跟家人发生口角之后，出现急性心肌梗死。因此，我为她安装了一枚心脏支架。手术后，我反复叮嘱她服用两种抗血小板药物 1 年，而且降脂药物也要坚持服用。

术后第 1 个月和第 3 个月赵阿姨来复诊，恢复得不错。但是还没到第 6 个月的复诊时间，她却由于胸痛再次到了急诊。检查发现，赵阿姨的支架里长了血栓。

一再询问后，赵阿姨才说出实情，她说，服药费用比较高，而且术后服药 3 个月，感觉已经完全好了，于是就停了药。

其实，对于人体来说，支架是一种异物，而当血液中的血小板发现异物时，就会在局部聚集，由于血管就那么大，血小板在此聚集后，也就形成了血栓，堵住了血液流通，出现“支架内血栓”。这也是赵阿姨胸痛的原因。

在支架术后服用抗血小板药物，就是要阻止血小板聚集。特别是在术后第 1 年内，需要同时服用两种抗血小板药物（即双联抗血小板药物）治疗，来阻止血小板聚集，防止“支架内血栓”。

支架内再狭窄导致的胸痛

再来看患者老李，他刚 50 岁出头，去年检查出冠脉有一支重度狭窄，各方面权衡后，同意做冠脉介入手术，我给他置入了一枚支架。手术后，除了常规的治疗，我还劝他要注意血压和血糖的指标，因为这两项指标他都处于临界值。

虽然老李也按照我的处方按时服药了，但是，手术刚过去半年，老李因为胸痛再次出现在我们科的病房里。这次检查发现，老李放支架的部位发生了“再狭窄”。

老李的支架为什么“再狭窄”了呢?

前面我们提到“支架对人体来说是一种异物”，当血管置入支架，这个病变部位可能出现内皮损伤，于是血管内膜会增生进行修复，同时把支架覆盖住。

患者出现“再狭窄”，一是由血管内膜过度增生所导致，在药物洗脱支架大量应用之后，这种风险已下降至5%～10%；另一个则是由内膜出现新生动脉粥样硬化所导致。

研究发现，糖尿病常常使支架内再狭窄的风险明显升高。血液中血糖过高，可诱发炎症，增强氧化应激，破坏血管内膜，促进动脉粥样硬化形成。覆盖支架的内膜，结构和其他的血管内膜没有区别，如果患者不注意控制血脂、血压、血糖这些危险因素，这里的血管内膜也会发生动脉粥样硬化。老李正是这个情况。

手术后，老李还经常下馆子，不运动，血糖越来越高。久而久之，就出现了支架“再狭窄”。

残余病变导致的胸痛

患者老周给我的印象很深刻，是因为他的儿子差点成了“医闹”。

老周67岁，由于急性心肌梗死，我给他置入了一枚心脏支架，就在支架术后2个月，老周又开始出现胸痛。检查发现，老周的冠脉还有一支“残余病变”，这支冠脉堵塞了70%，老周在活动量增加后出现了心脏缺血，故出现胸痛症状。看来，他还需要进行二次冠脉介入手术。

听到还要进行二次手术，老周的儿子非常气愤，认为我不负责任，质问我为什么没有一次性把他父亲治好。

幸亏老周还是讲道理的，跟儿子说他知道这个情况，上次突发心肌梗死，儿子不在身边，不了解情况，希望我再给他解释一下。于是，我拿着老周心肌梗死住院病历跟他详细解释。

在老周急性心肌梗死发作的时候，冠脉造影提示，他的冠脉有一支完全堵塞了，另外还有一支堵塞了 70%。很明显，造成老周这次心肌梗死的“元凶”就是这支完全闭塞的血管，我们也称之为“罪犯血管”。而另外这支堵塞了 70% 的血管，可能是引起心肌缺血的潜在“隐患”。

在发生心肌梗死的当时，两支血管是否需要同时放入支架，我们也经过了讨论。

如果同时放入两枚支架，那么一次干预就可以了，这样能够减少再次心肌梗死和再次心肌缺血的可能性，这样患者的预后也许会更好。

但是，任何事物都有两面性，发生心肌梗死的当时，全身的血液处于高凝状态，很容易形成血栓，如果这时候同时放置两枚支架，发生支架内血栓的风险就会很高，且手术时间肯定需要延长，所用的造影剂剂量也会增多。另外，堵塞 70% 的血管对心脏缺血的影响也是因人而异的。

经过谨慎考虑之后，我们和老周及他的老伴达成共识，这次手术仅开通导致心肌梗死完全堵塞的那支血管，而另外那支血管，我们术后严密观察，并进行检查评估。在住院期间，老周没有再发胸痛，而且超声心动图提示心肌功能恢复良好，平板运动试验结果显示没有残存的心肌缺血。因此，老周和老伴商量后，同意采用药物治疗，密切观察，暂时不进行冠脉介入治疗。

虽然老周在术后已经坚持服药，可是十几年的烟瘾却没戒掉，每天偷偷抽烟，量还越来越多，于是诱发心脏缺血出现胸痛。

经过一番解释，老周的儿子终于明白了其中的道理，也十分诚恳地向我道了歉。

其实，临床上像老周这样发生急性心肌梗死的患者同时存在多处病变非常常见，一般来说，会优先处理“罪犯血管”，然后择期处理其他病变。如果“残余病变”没有引起心肌缺血，一般采取药物治疗并且密切观察。当然，这些“残余病变”也可能是隐患，患者在出院后由于劳累、情绪激动、活动量增加等诱发因素可能会导致发生心肌缺血而出现胸痛。

由于每位患者的病情各不相同，医生采取的治疗方案也会有所不同，但基本的治疗原则是一致的。首先是尽量挽救患者的生命，同时也要兼顾提高患者的生活质量。

由心理因素导致的胸痛

老李由于肥胖、嗜酒、高血压和高脂血症，引发了急性心肌梗死。心肌梗死发作时的濒死感让老李深切地感受到“死神”来临的恐怖。

虽然支架手术很顺利，但是老李在术后还是很担心心肌梗死复发，他仔细向我询问用药的注意事项，出院后也非常认真地按时服药，身体恢复得很好。

可是有一天，老李又到了我们医院急诊，他说他胸痛得厉害，怀疑自己心肌梗死复发。老李当时冷汗淋漓，心电图也有轻微的心肌缺血现象，我们连忙给老李进行了冠脉造影检查，却发现支架部位血流通畅，其他血管狭窄也没有加重，理论上不会导致剧烈胸痛，那么原因到底是什么呢？

老李在生病前很外向，朋友很多，经常到公园唱京剧、拉二胡，生活得有声有色。可是发生心肌梗死之后，由于害怕复发，很少出去社交，也越来越不爱说话了，用家属的话来讲，老李就像换了一个人。

老李在家闲来无事，就开始上网看各种心肌梗死相关的资讯。有一天，他感觉有点胸闷，就把自己的症状和网上查到的心肌梗死复发症状作对比，越对比越害怕，觉得自己再次发生了心肌梗死，而胸痛的症状也越来越严重了。

我猜，老李的胸痛是心理在作祟！

最后，他做的心理量表证实了我的猜测。量表结果提示老李属于中重度抑郁合并焦虑。我鼓励老李重拾爱好，只要不是剧烈运动，唱京剧、拉二胡都可以继续，还跟他约定下次复诊时给我看他们参加社区表演的视频。另外，我也表扬他坚持服药，让他既要相信自己的身体，也要相信医生的判断。

经过几次复诊时的“闲聊”，老李的症状明显有了好转，心肌梗死复发的阴影终于被抛诸脑后。

像老李这样，由心理原因导致的支架术后胸痛也是很常见的，他们往往在病情稳定时也会出现症状，这可能是由情绪和心理因素的影响导致短暂性的心肌缺血。因此，术后保持情绪稳定，积极、愉快的心态更有利于病情的恢复。如果出现焦虑、抑郁情绪，也不用担心，只要明确了原因，一般来说，经过耐心、细致的“谈心”，患者的症状就会有明显的好转。

刘大夫敲黑板

心脏支架置入术后再次出现胸痛可能有多种原因，如支架内血栓、支架内再狭窄、存在残余病变、心理因素等。

如果心脏支架置入术后出现胸痛，应该尽早到医院就诊，查明原因，对症治疗。

只要坚持规律服药，保持健康生活方式，有问题早处理，大多数患者都可以获得良好的预后，生活质量也会提高。

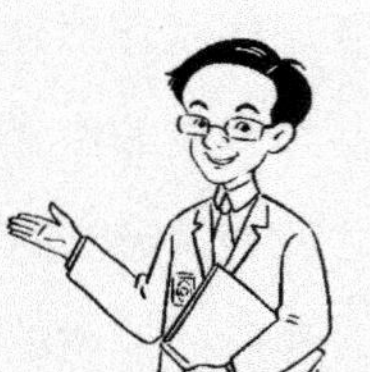

放了心脏支架，冠脉还会“再次”狭窄吗？

有些患者虽然心脏支架手术做得很成功，但是一段时间后又出现胸闷、胸痛等不适症状，检查后发现，原来放支架的部位发生了再狭窄。患者会很疑惑，明明手术很成功，为什么会出现再狭窄呢？

什么是支架内再狭窄？

在支架覆盖的范围内，或者在与支架两端相邻 5 毫米范围内，发生新的增生性病变，通过检查发现血管管腔再次狭窄≥ 50%，称为“支架内再狭窄”。

支架内再狭窄主要发生在心脏支架手术后的 3 ～ 12 个月，尤其是术后的 6 ～ 8 个月，通常表现为反复出现胸痛，但也有部分患者表现为急性心肌梗死，甚至出现心源性猝死。

随着支架材质的不断优化，支架内再狭窄的发生率也在逐渐下降。在金属裸支架时代，约有 20% 的患者会发生支架内再狭窄，复杂病变的患者发生率甚至高达 60%；随着药物洗脱支架的大量应用，这种风险已下降至 5% ～ 10%。可是，支架内再狭窄的发生仍然不可避免。

为什么会发生支架内再狭窄？

当冠脉内放置了支架，血管内膜的完整性就会被破坏，发生支架内再狭窄是血管对损伤的复杂炎症反应和修复过程的表现。目前认为，发生支架内再狭窄与血管内膜的损伤和过度增生、血管平滑肌细胞的过度增殖与迁移、血栓形成、刺激炎症反应甚至出现新生动脉粥样硬化斑块，以及血管弹性回缩和重塑有关。其中，与血管平滑肌细胞的过度增殖与迁移，以及形成新生动脉粥样硬化斑块关系更为密切。

研究发现，支架内再狭窄的危险因素复杂多样，主要分为 3 类：支架相关因素、病变血管相关因素和其他因素。

支架相关因素：包括支架的直径、长度、数量。另外，支架置入即刻或者远期出现支架断裂、支架膨胀不全、支架贴壁不良等情况，都可能诱发支架内再狭窄。其中，支架膨胀不全是导致支架置入后再狭窄的重要原因之一，主要包括由于支架扩张的压力较小或扩张时间短、支架直径较小、存在钙化病变等情况。

病变血管相关因素：病变长度越长，病变血管直径越小，都会增加支架内再狭窄的风险。

其他因素：主要是指糖尿病。糖尿病是支架内再狭窄的独立预测因子。这可能由于胰岛素抵抗使血管内膜功能不全，加速血小板聚集、激活生长因子、促进平滑肌细胞和炎性细胞的增殖，从而诱发支架内再狭窄。

因此，避免在直径＜ 2 毫米的血管放置支架，选择适宜尺寸的支架，减少支架置入数量，在支架手术时尽量使支架达到良好的膨胀，术后管理好血糖等危险因素，可以降低支架内再狭窄的发生。

发生了支架内再狭窄怎么办?

发生了支架内再狭窄，有些人想当然地认为把支架取出来就可以解决了。

这种想法是不切实际的。支架置入血管后，会慢慢与血管内膜贴合在一起，血管内膜慢慢地覆盖支架的金属小梁，支架和血管逐渐“长”到一起。因而支架一旦置入就无法取出。

临床上，积极控制糖尿病、血脂异常、高血压、吸烟等危险因素，同时进行有效的抗血小板治疗是防治支架内再狭窄的关键因素。

一旦发生支架内再狭窄，可以采取以下治疗方法。如应用切割球囊或棘突球囊扩张；使用药物洗脱球囊处理局部的再狭窄病变；也可以使用准分子激光技术处理增生的内膜；同时可以尝试置入另外一枚药物洗脱支架。如果再狭窄反复发生，建议采取冠脉搭桥治疗。

在治疗时，医生会根据患者病变血管的具体情况选择最合适的治疗策略，尽力降低支架内再狭窄的风险，为患者带来最大获益。不过，需要注意的是，无论哪种治疗策略，长期药物治疗都是维持治疗效果的基础。坚持规范用药，控制危险因素，保持良好的生活方式是防治支架内再狭窄的重中之重。

相信在患者的预防和研究者的共同推动下，支架内再狭窄问题终将得到解决，我们将拭目以待。

刘大夫敲黑板

冠脉中支架覆盖的部分，或者支架两端相邻5毫米范围内，再次出现血管管腔狭窄≥50%，称为支架内再狭窄。

随着支架工艺和药物治疗的不断进步，再狭窄的发生率已经降至5%～10%。若发生支架内再狭窄，可在采取药物治疗的基础上进行局部冠脉介入治疗或冠脉搭桥治疗。

置入心脏支架并非一劳永逸，患者仍需要积极配合医生进行后续规范的药物治疗，改善不良的生活方式并且定期随访复查。

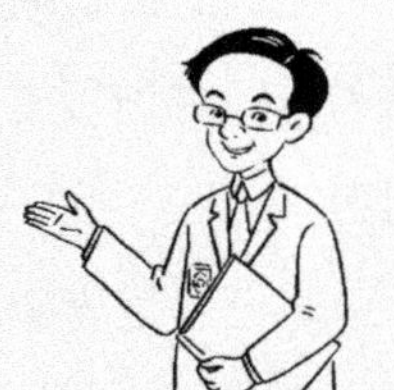

放了支架后，血管里的斑块去哪了？

我们知道，动脉粥样硬化斑块需要长年累月才能形成，而当动脉粥样硬化斑块体积越来越大，将会引起冠脉狭窄，严重时甚至可能闭塞，引起心肌缺血或心肌梗死。这时候，置入心脏支架可以扩张狭窄的冠脉，改善心肌供血，或者挽救即将坏死的心肌。

了解了这一过程，不少患者会好奇，放完支架后，冠脉畅通了，血供恢复了，但是，却也没有把斑块取出来，那血管里的斑块到哪儿去了呢？

斑块取不出来

前文提到，如果发生了急性心肌梗死，患者血栓量比较多，可以考虑采取血栓抽吸的治疗方法，把血栓取出来。那么，斑块能取出来吗？

在血管里，血栓常常是游离在血液中的，而斑块则不同，斑块长在血管内膜下，与血管壁连为一体。而且，斑块的边界往往不规则也不清晰，想要把斑块取出，就需要将病变部位的血管进行内膜剥脱，这种操作在冠脉几乎是不可能的。因此，临床上通常不会、也很难把冠脉斑块取出来。

可能还在那，被压扁了

斑块既然不能取出，在置入支架后，斑块难道会消失不见吗？

并不会。在心脏支架术后，斑块依然存在于冠脉之中，只不过是被支架挤压到血管壁的一侧了。

心脏支架手术时，医生会通过专用导丝将带有球囊导管的支架送到冠脉狭窄部位，加压使球囊膨胀，支架就会扩张，释放并贴附于血管壁，从而撑开狭窄的血管。在这个过程中，狭窄部位的动脉斑块会被膨胀的球囊充分挤压，斑块内堆积的坏死细胞、脂质等成分，会被挤压并贴到血管壁上，当支架成功放置后，斑块就被夹在支架和血管壁之间，也就是斑块被压扁了。

也可能被切割 / 旋磨后再压扁

上面说的是质地较软、可以被压缩的斑块，但是，有些斑块发生了钙化，质地非常坚硬，不能直接被压扁。对这种钙化斑块有不同的处理方法。

首先，可以采用切割球囊，这种球囊导管上安装了刀片，可以对钙化斑块进行切割，把斑块较硬的表面破坏，之后就可以进行有效扩张，一边切割一边挤压斑块。

其次，还可以进行冠脉内旋磨术。对冠脉严重钙化的患者，如果直接进行支架置入术很可能出现支架膨胀不全（也就是支架不能完全地撑起来）、支架贴壁不良（也就是支架和血管壁间存在巨大间隙）等问题，导致支架手术失败或者发生严重并发症。

冠脉内旋磨术，使用带有超高速旋转的磨头将冠脉内的钙化组织碾磨成极小的微粒，从而将阻塞血管腔的钙化斑块去除，为后续顺利置入心脏支架做好准备。

以上，虽然说了很多处理斑块的方法，但是，如果术后不进行预防，仍可能再长出新的斑块。因为放置支架只是机械地撑开了血管，并未改变患者发生动脉粥样硬化的危险因素。要预防斑块，还是需要从健康的生活方式做起，平衡膳食、规律运动、戒烟限酒。此外，控制高血压、高血糖、高脂血症等危险因素也非常重要。

刘大夫敲黑板

冠脉粥样硬化斑块长在冠脉内膜下，与血管壁连为一体，很难把斑块取出来。

对于质地较软的斑块，心脏支架术后，斑块会被压扁，并被夹在支架和血管壁之间；而质地较硬的钙化斑块，可考虑应用切割球囊导管，冠脉内旋磨等器械进行处理，再放置支架。

心脏支架置入术不能预防新生斑块，术后仍需要控制危险因素，保持健康的生活方式等预防措施。

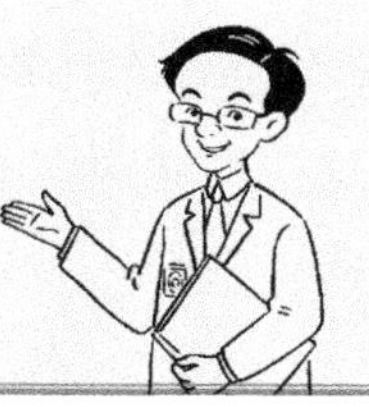

“三高”与支架的恩恩怨怨

说来是恩也是怨，支架——冠脉介入手术中常用的医疗器械，是冠心病患者常用的治疗方式之一。而冠心病患者常常有“三高”的问题，“三高”使得罹患冠心病的风险增加，支架的诞生不能不说有着“三高”的“功劳”。而当“三高”患者患上冠心病需要置入支架，长期服用抗血小板药物的时候，你说是埋怨“三高”还是原谅“三高”？

“三高”指的是血压高、血糖高、血脂高，也就是高血压、糖尿病、高脂血症。很多患有这三种疾病的患者没有明显的症状，诊断标准也主要是看血压、血糖、血脂的水平，很多人往往不太在意，觉得自己没病而不去检查，或者即便检查发现了问题，也秉承着“是药三分毒”的理念，根本不吃降压药、降糖药、降脂药。目前，已经有多项研究证实，这三种疾病是心血管疾病的危险因素。简单地说，就是患有高血压、糖尿病、高脂血症的患者比没有这些疾病的患者发生心血管疾病的风险更高。据统计，2017年造成我国冠心病疾病负担增加的危险因素排名前十位包括高血压、“坏胆固醇”高、高盐饮食、吸烟、坚果摄入不足、谷物摄入不足、ω-3 脂肪酸摄入不足、BMI 高、室外颗粒物污染和高血糖。可见“三高”均在其中。

《中国心血管健康与疾病报告 2021》显示，我国 18 岁以上人群高血压的患病率高达 27.9%；而据统计，2017 年因高血压死亡的人数为 254 万，其中 54% 因缺血性心脏病死亡，41% 因其他心血管疾病死亡。

糖尿病更不必说，时至今日，糖尿病患者的主要死因仍是心血管疾病。而且当糖尿病和冠心病同时存在的时候，对心血管的伤害甚至是 1+1 ＞ 2 的。合并糖尿病的冠心病患者，心血管风险比不合并糖尿病的冠心病患者更高。

胆固醇是血脂的一种成分，分为对心血管有益的“好胆固醇”和对心血管有害的“坏胆固醇”，其中坏胆固醇升高更是和冠心病密切相关，当血管内膜（就是血管管壁最里面的一层）损伤时，坏的胆固醇就容易钻入血管内膜，在血管壁中沉积，还会召集许多炎症细胞，一起形成黏稠的粥样物质，形成所谓的动脉粥样硬化斑块。斑块形成之后，就像血管壁上扣着一个饺子，使得血管管腔变窄，血流变慢。斑块破裂的时候，还容易在血管内形成血栓，堵塞血管，导致心肌梗死或脑梗死。

高血压、高血糖、血脂异常均会使得心血管疾病的发生风险增高，而且这三者之间还有千丝万缕的关系。糖尿病患者更容易血压高、血脂异常；高血压患者也更容易发生糖尿病、血脂异常。这三个隐形杀手深谙“协同作战”之理，常常一起祸害着心血管健康。因此，这“三高”看似只是指标的异常，却需要花费大量的时间和精力去防治。大量研究表明，控制血压可以降低25%～30%心、脑血管疾病风险，控制血糖和血脂同样可以减少心、脑血管疾病的发生。

那么，如何控制这“三高”呢？首先，我们需要建立健康的生活习惯。包括戒烟、限制饮酒量、低盐低脂饮食、多运动。通俗地说，就是“管住嘴，迈开腿”，以及减少精神压力等。当通过改变生活方式还无法控制好“三高”的时候，就需要用药物治疗。没放支架的患者，控制好“三高”，有助于避免放支架；放过支架的患者，控制好“三高”，有助于避免再次放支架。

虽然支架的诞生为医生治疗冠心病提供了新的手段，造福了冠心病患者。但是放了支架之后需要长期服用抗血小板药物，会增加患者，特别是老年人的出血风险。因此，我们还是要积极改变生活方式，控制血压、血糖、血脂，远离“三高”，避免置入支架。

刘大夫敲黑板

“三高”，指的是高血压、糖尿病、高脂血症这三种疾病状态。

高血压、糖尿病、高脂血症均是心血管疾病的危险因素，会增加患心血管疾病的风险。

控制好血压、血糖、血脂，有助于降低心、脑血管疾病的发生率，从而减少置入支架的可能。

心脏支架手术后感到不舒服，需要马上到医院看病?

心脏支架置入术历经几十年的发展，已经成为一项常用且较为成熟的技术。它可以有效恢复心肌梗死“罪犯”血管的血液供应，明显改善患者胸闷或胸痛症状。但是，患者应当知晓置入心脏支架只是冠心病治疗的一个方面，术后还应当规律服药，长期随访，以预防术后心血管不良事件发生。为了进一步提高患者生活质量，改善其远期预后，患者在心脏支架置入术后应当警惕以下症状，若出现要及时就医。

症状再发或加重

由于支架的材质、置入技术、患者的遗传基因因素、患者的治疗依从性、抗栓治疗充分性等问题，支架置入术后，患者可能会再次出现胸闷或胸痛。如果此时症状与原发病胸痛性质不同，心电图及心肌损伤标志物与原发病发作时表现不同，这很可能是支架本身引起的异物感，患者无须过于紧张焦虑，随着支架术后时间延长，症状会逐渐减轻直至消失。如果支架置入术后，患者再次出现与术前同样性质的胸痛，而且程度加重、频次增加，服用硝酸酯类药物不能有效缓解，甚至影响日常生活，那这样的症状可能与支架内再狭窄或者血栓形成有关，预示着心血管不良事件再次发生，患者应当立即就医并再次评估冠脉血运情况。

活动后胸闷、气短、乏力伴水肿

冠心病是心脏功能不全的一个重要病因。随着心脏结构重塑，心脏功能也会逐渐减退。如果冠心病患者在长期随访过程中出现进行性加重的活动后胸闷或气短，明显乏力，甚至夜间难以平卧休息及身体低垂部位水肿，应当警惕心脏功能可能正在趋于恶化。我们建议这样的患者再次到门诊、急诊复诊甚至住院进一步调整药物治疗，稳定症状，改善心脏功能，避免病情加重。

心悸、黑矇或晕厥

心肌梗死会使得心脏结构发生变化，心脏电活动异常。在心肌梗死急性期，患者容易出现各种类型的心律失常，大多经过积极的药物治疗后预后良好。如果患者出院后，仍反复心悸发作伴有头晕、黑矇，甚至意识不清，这可能是心脏结构改变所致或者预示着另一次心肌梗死。患者应当入院评估心律失常类型，必要时再次完善冠脉造影，以便对心律失常予以针对性处置。

呕血或黑便

由于患者可能存在胃肠道疾病或术后长期服用抗栓药物等因素，会增加消化道出血的风险。因此，如果心脏支架置入术后患者出现反酸、胃灼热、恶心、呕吐等不适，呕吐鲜血或咖啡样物质，大便颜色发黑不成形，在排除食物影响及痔疮出血等局部疾病后，应当高度警惕消化道出血。我们建议患者立即就医，评估消化道情况，酌情调整抗栓药物治疗方案。

食欲减退、腹胀或皮肤黄染

他汀类药物在冠心病二级预防中起着抗炎、稳定斑块的关键作用，可以改善患者长期预后。如无禁忌，冠心病患者应当长期口服中等强度或高强度剂量的他汀类药物。但是，该类药物有潜在的肝毒性及横纹肌溶解等副作用。因此，如果患者在服药期间出现食欲减退、皮肤黄染等表现，建议门诊复查肝功能评估肝脏情况，必要时在专业医生指导下调整降脂方案。

刘大夫敲黑板

冠心病患者置入心脏支架不是一劳永逸的，应当在术后进行规律的随访，复查血常规、肝功能、肾功能、肌酸激酶、心肌损伤标志物、心电图及超声心动图等，以评估心脏情况及筛查药物不良反应。

如果患者在术后随访期间再次出现胸闷、胸痛、心悸、黑矇、呕血、黑便、食欲减退、黄疸等表现，务必提高警惕并及时至心内科门诊复诊。

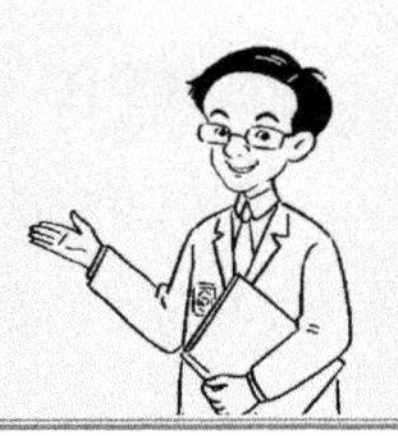

粉碎谣言：心脏支架是异物，血管会“过敏”

有些人接触花粉、柳絮或进食海鲜，会引起皮肤红疹等表现，我们知道，这是过敏现象。在日常生活中，过敏现象很常见。有些心脏病患者会好奇，支架对人体来说是一种异物，把它放进血管里，是否也会引起过敏反应呢？

理论上的过敏原与实际的过敏反应

医学上，把能够使人发生过敏反应的物质称为“过敏原”。生活中的过敏原形形色色，常见的过敏原有海鲜、疥螨、药物等，也有些人的过敏原很少见，比如金属过敏。过敏这件事，就是“彼之蜜糖，吾之砒霜”的生动体现。因此，从理论上来说，心脏支架作为一种金属制品，也有引发过敏的可能性。

但从临床实际来看，支架引起过敏反应是非常少见的情况，早期大多为个案报道，后来相关的研究也主要局限于置入金属裸支架的病例，只因该类支架大多的材料是医用不锈钢。而且，如果考虑为与心脏支架手术相关的过敏反应，还要除外患者对造影剂过敏，或者对围手术期服用的药物过敏，比如，阿司匹林、他汀类药物等，这些问题都需要临床医生进行仔细鉴别。

总之，真正对心脏支架，特别是药物洗脱支架过敏的患者少之又少。

支架中可能的“过敏原”

那么，常用的药物洗脱支架中哪些成分可能成为过敏原呢？

药物洗脱支架结构中，可能引发过敏反应的成分包括构成支架的合金材料，如镍、铬、钴、铂、金等，还有合金表面涂覆的聚合物，如聚乳酸、聚己内酯等，以及附着在聚合物上面的药物，如西罗莫司、依维莫司、紫杉醇等。

为了减少各类不良反应的发生，新一代的心脏支架涂覆的聚合物大多可以自行降解，引起过敏反应的可能性很小。患者对附着在支架聚合物表面的药物产生过敏反应，只是少数的个案报道，而且多为皮肤过敏反应，比如皮疹、瘙痒等。而且还有研究指出，携带了具有免疫抑制作用药物的心脏支架，可以减少金属过敏导致的再狭窄风险。

但不容忽视的是，有报道发现，支架的金属材料确实可能会引起过敏反应，表现为皮肤的荨麻疹，甚至发生支架内血栓及支架内再狭窄等不良反应。

最常见的金属过敏类型为镍接触性过敏，其实，在生活中对镍敏感的人群不在少数，在普通人群中，镍过敏率高达22.8%。很多商品都含镍，比如拉链、纽扣、首饰、手表等。还比如，一些女性佩戴合金首饰也会出现荨麻疹、红斑，这大多与镍过敏有关系。

支架金属真会引起过敏吗？

在生活中接触镍会过敏，不等于置入心脏支架也会过敏。

回顾了对支架金属过敏的相关研究，无论是早期的金属裸支架，还是目前常用的药物洗脱支架，一方面研究的样本量均比较少；另一方面，不同研究的结论常常相左，重复性较差。因此，对支架金属过敏导致支架内再狭窄或支架内血栓，目前证据尚不充分。

总之，从理论上讲，支架金属有可能引起过敏，甚至导致支架内再狭窄或支架内血栓。事实上，目前的临床证据非常有限，其发生率也很低。同时，新型药物洗脱支架从支架选材上也大大降低了发生过敏的风险。

在临床上，医生不会常规检测患者是否对支架金属过敏，没有金属过敏史的患者，不考虑支架导致过敏的可能性；如果患者确实存在严重的金属过敏史，在心脏支架手术前，可以考虑评估金属过敏的可能性，如皮肤斑贴试验（一种筛查过敏原的试验）。

刘大夫敲黑板

引起过敏反应的过敏原各种各样，心脏支架作为人工金属制品，在理论上有引起过敏反应的可能性。

目前，关于心脏支架金属过敏导致发生支架内再狭窄或者支架内血栓的可能性到底有多大，尚不明确。

临床上，支架金属过敏发生率极低，对于没有金属过敏史的患者，无须考虑支架导致过敏的问题；患者如果有严重金属过敏史，在心脏支架置入术前可以考虑评估金属过敏的可能性。

参考文献

[1] CHIONCEL V，ANDREI C L，BREZEANU R，et al. Some Perspectives on Hypersensitivity to Coronary Stents. Int J Gen Med，2021，14：4327–4336.

[2] 王苏，林运．镍接触性过敏对冠脉介入治疗预后的影响．中国循证心血管医学杂志，2020，12（2）：253–255.

[3] 贾中芝，曹妍，李绍钦．血管内含镍金属植入物过敏反应研究进展．介入放射学杂志，2022，31（3）：307–309.

[4] KÖSTER R，VIELUF D，KIEHN M，et al. Nickel and molybdenum contact allergies in patients with coronary in–stent restenosis. Lancet，2000，356（9245）：1895–1897.

[5] IIJIMA R，IKARI Y，AMIYA E，et al. The impact of metallic allergy on stent implantation： metal allergy and recurrence of in-stent restenosis. Int J Cardiol，2005，104（3）：319-325.

[6] NORGAZ T，HOBIKOGLU G，SERDAR ZA，et al. Is there a link between nickel allergy and coronary stent restenosis ？ . Tohoku J Exp Med. 2005；206（3）：243-246.

[7] SARITA U P，AIDAN L. Nickel hypersensitivity and coronary artery stents.（2022-02-28）. https：//www.uptodate.com/contents/nickel-hypersensitivity-and-coronary-artery-stents

[8] THYSSEN J P，ENGKILDE K，MENNÉ T，et al. No association between metal allergy and cardiac in-stent restenosis in patients with dermatitis-results from a linkage study. Contact Dermatitis. 2011，64（3）：138-141.

[9] 蒋静，孙培儿 . 康复管理措施对冠心病 PCI 术治疗患者预后的影响 . 中医药管理杂志，2018，26（1）：124-126.

[10] 黄鸣，刘海辉，杨丽青，等 . 联合双心医学模式的集束性干预方案对老年冠心病 PCI 术患者心理应激的影响 . 中国老年学杂志，2021，41（18）：3904-3907.

[11] 中国医师协会心血管内科医师分会预防与康复专业委员会 . 经皮冠脉介入治疗术后运动康复专家共识 . 中国介入心脏病学杂志，2016，24（7）：361-369.

[12] LEVINE G N，STEINKE E E， BAKAEEN F G， et al. Sexual

activity and cardiovascular disease： a scientific statement from the American Heart Association. Circulation，2012，125（8）：1058–72.

[13] 中华医学会心血管病学分会，中国康复医学会心血管病专业委员会，中国老年学学会心脑血管病专业委员会 . 冠心病康复与二级预防中国专家共识 . 中华心血管病杂志，2013，41（4）：267–276.

[14] 王晨冉，孟显峰，王春平，等 . 1990–2017 年中国人群缺血性心脏病疾病负担及其危险因素变化趋势研究 . 中华流行病学杂志，2020，41（10）：1703–1709.

[15] 国家心血管疾病中心 . 中国心血管病报告 2018. 北京：中国大百科全书出版社，2019.

[16] LONGO D L， FAUCI A S，KASPER D L，et al. Harrison's Principles of Internal Medicine. 18th ed. New York McGrawHill，2012.

[17] BONOW R O，MANN D L，ZIPES D P，et al. Braunwald's Heart Disease： A Textbook of Cardiovascular Medicine. 9th ed. Philadelphia Elsevier Saunders，2012.

第四章

过好“心脏支架”人生

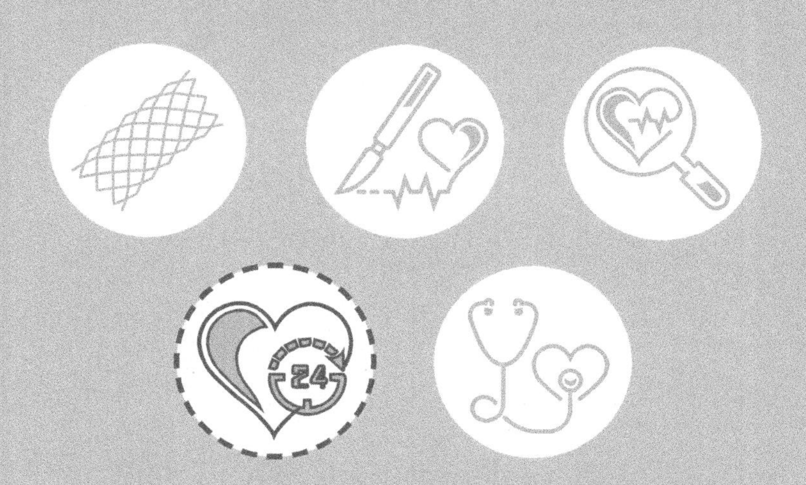

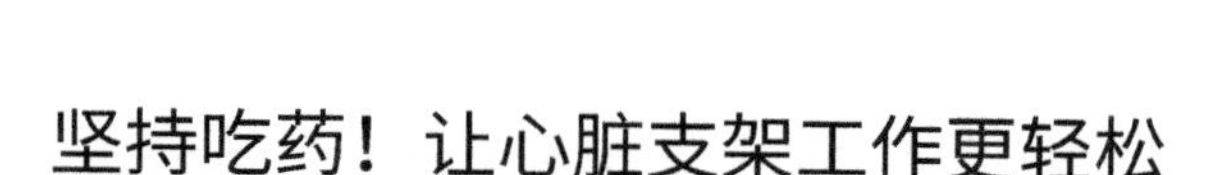

坚持吃药！让心脏支架工作更轻松

生活中，医生常会叮嘱支架术后的患者要坚持服药，尤其是双联抗血小板药物（简称“双抗”）。但也有一些患者不以为然，觉得放了支架后就可以高枕无忧，从而“自作聪明”地擅自减药、停药，甚至一种药都不吃。

而这种“自作聪明”的结果就是，不定哪天支架内长了血栓，突发心肌梗死被送来医院进行抢救，有些人甚至失去了抢救的机会。实际上，如果你仔细了解支架术后坚持服药的重要性，那么你就会谨遵医嘱、按时按量服药。

“双抗”在手，健康少忧

目前，置入冠脉的支架种类中，应用最为普遍的是药物洗脱支架，以及较少使用的金属裸支架。

可无论是何种材质的支架，对于人体血管来说都是“入侵者”，如果不进行积极有效的抗血小板治疗，随时有可能发生血栓，而支架内血栓的形成可能与以下几个方面有关。

一方面，冠脉介入手术操作中常导致局部血管损伤，会“挤破”粥样硬化斑块，损伤血管内膜甚至中膜，暴露内皮下促凝组织，释放血管性假血友病因子（vWF）等黏连蛋白，致血小板黏附、聚集和激活。并释放血栓素 A2（TXA2）、5- 羟色胺、二磷酸腺苷（ADP）及血小板因子，使得血小板进一步聚集，形成血栓。

另一方面，血小板活化后，可显著加速凝血酶的生成，激活凝血系统。同时，血管内膜的损伤，组织因子的释放，也激活了内源性和外源性凝血途径。

还有，就是金属支架表面的阳离子电荷作用明显增加血小板的激活和凝血过程，从而为血栓的形成“增砖添瓦”。

综上所述，血栓形成的关键环节就是支架局部的血小板激活和聚集，因此，心脏支架置入术后进行抗血小板治疗也是必需的。说到这里，相信又有不少人会提出疑问：为什么一定要双联抗血小板治疗呢？单药治疗可不可以？毕竟俗话说得好：是药三分毒。能少吃点药就尽量少吃点药。

其实，医生也不想给患者带来太多的药物负担，也担心药物的不良反应，但是大量的科学研究表明：在预防支架血栓方面，特别是在心脏支架置入术后 1 年内，双联抗血小板的疗效明显优于单药治疗。所谓的单药治疗是单用阿司匹林；双联治疗是以阿司匹林为基础，联合氯吡格雷或者替格瑞洛。双联搭配是源于他们的药物作用途径不同而互相补充，联合治疗具有更强的抗血小板作用，从而能更有效地预防支架内形成血栓。因此，对心脏支架置入术后的患者来说，一段时间内“双抗”治疗是维持支架内通畅、避免不良事件再发的“重要保障”。

除了“双抗”，还有“三降”

如果把冠脉比作一条马路，那么粥样斑块就是妨碍“车辆”（即血流）顺利通过的“拦路石”。

不论是冠脉支架置入术，还是冠脉搭桥术，都只是通过重建血管的局部结构，或者绕道冠脉病变，从而改善冠脉供血，最终缓解缺血症状。两种手术并不能做到“一劳永逸”，因为术后那些容易导致冠心病的危险因素还长期持续存在，如“三高”。因此，冠心病患者的降压、降糖和降脂治疗也是不容小觑的。

刘大夫敲黑板

心脏支架置入术后血栓形成的原因，主要是血小板的活化与聚集，从而体现出“双抗”治疗的必要性和重要性。

除此之外，冠心病的二级预防也是我们应该关注的问题，即医生口中经常提到的“ABCDE”原则。A 代表阿司匹林和 ACEI 类药物；B 代表 β 受体阻滞剂和控制血压；C 代表控制胆固醇和戒烟；D 代表控制血糖和饮食；E 代表疾病相关知识教育和适当运动。

对支架术后的冠心病患者来说，长期、规律的遵医嘱服药可以使支架发挥更强的“保驾护航”效果。
为了健康的生活和工作，听医生的话吧，
千万别自己停药啦！

心脏支架术后，有种病会不请自来

相信不少心内科医生都会在日常工作中发现这样一个很“有趣却反常”的现象：不少冠心病患者在接受手术干预之前可能生活得“无忧无虑”，烟照抽不误，酒照喝不停，什么都不在意，日子过得甚是逍遥自在。可一旦因病住进了医院、接受了医疗干预（如支架治疗），他们的心态就会发生天翻地覆的变化。许多人会变得忧心忡忡、郁郁寡欢，每天总是不由自主地胡思乱想，更有甚者可能会因此患上焦虑症、抑郁症。或许会有人不以为然，觉得这是在危言耸听，并且错误地将焦虑症、抑郁症与“矫情”混为一谈，但现实并非想象的那般简单。

国外一项心血管报告显示，心肌梗死后有 26% ～ 60% 的患者合并焦虑，在冠脉介入治疗术后的第 1 周，焦虑症的患病率为 25% ～ 37%，抑郁症的患病率竟高达 67%，其中老年患者的患病率为 60.7%。这一连串触目惊心的数值让越来越多人开始将注意力转移到这一类“双心疾病”（心血管和心理的双重问题）上。

大量的研究已经证实：抑郁或焦虑现已成为冠心病一项重要的独立危险因素，对冠心病的发生、发展及预后转归均可产生不利影响。尽管心脏支架置入术作为一项成熟的微创治疗手段已被广泛应用于临床，但研究者发现，尽管心脏支架置入术解决了心血管的病症，但同时可能对患者产生一定程度的负面心理影响。临床上不难发现，不少冠心病患者术后常会出现不同程度的情感障碍，从而影响手术的治疗效果及患者日后的生活质量。关于这一棘手问题，多个学科的医生们也在努力找出最好的解决办法。

这里就给大家简单介绍两个与此相关、临床上常用的量表，它们常常被用来对支架术后患者的心理状态做一个初步评估，对后续治疗和管理具有一定的指导意义。

首先是汉密尔顿焦虑量表（表 1），按照全国精神科协作组提供的资料，一共分为以下 5 种情况。总分≥ 29 分时，可能为严重焦虑；21 ～ 28 分时，肯定有明显的焦虑；14 ～ 20 分时，有一定程度焦虑；7 ～ 13 分时，可能有轻微焦虑；如≤ 6 分时，则没有焦虑症状。

表 1　汉密尔顿焦虑量表（HAMA）

项目	无症状	轻	中等	重	极重
1. 焦虑心境： 担心、担忧，感到有最坏的事将要发生，容易激惹	0	1	2	3	4
2. 紧张： 紧张感、易疲劳、不能放松、情绪反应（易哭、颤抖、感到不安）	0	1	2	3	4
3. 害怕： 害怕黑暗、陌生人、一人独处、动物、乘车或旅行及人多的场合	0	1	2	3	4

表1（续）

项目	无症状	轻	中等	重	极重
4. 失眠： 难以入眠、易醒、睡得不深、多梦、夜惊、醒后感疲倦	0	1	2	3	4
5. 认知功能： 记忆、注意障碍，注意力不能集中，记忆力差	0	1	2	3	4
6. 抑郁心境： 丧失兴趣、对以往爱好缺乏快感、抑郁、早醒、症状昼重夜轻	0	1	2	3	4
7. 躯体性焦虑－肌肉系统： 肌肉酸痛、活动不灵活、肌肉抽动、肢体抽动、牙齿打颤、声音发抖	0	1	2	3	4
8. 躯体性焦虑－感觉系统： 视物模糊、发冷或发热、软弱无力感、浑身刺痛	0	1	2	3	4
9. 心血管系统症状： 心动过速、心悸、胸痛、昏倒感	0	1	2	3	4
10. 呼吸系统症状： 胸闷、窒息感、叹息、呼吸困难	0	1	2	3	4
11. 胃肠道症状： 吞咽困难、嗳气、消化不良（进食后腹痛、腹胀、恶心、胃部饱感）、肠动感、肠鸣、腹泻、体重减轻、便秘	0	1	2	3	4
12. 生殖泌尿系统症状： 尿意频数、尿急、停经、性冷淡、早泄、阳痿	0	1	2	3	4

表 1（续）

项目	无症状	轻	中等	重	极重
13. 植物神经系统症状： 口干、潮红、苍白、易出汗、起鸡皮疙瘩、紧张性头痛、毛发竖起	0	1	2	3	4
14. 会谈时行为表现： ①一般表现：紧张、不能松弛、忐忑不安，咬手指、紧紧握拳、摸弄手帕，面肌抽动、不宁顿足、手发抖、皱眉、表情僵硬、肌张力高，叹气样呼吸、面色苍白。 ②生理表现：吞咽、打呃、安静时心率快、呼吸快（20 次 / 分以上）、腱反射亢进、震颤、瞳孔放大、眼睑跳动、易出汗、眼球突出	0	1	2	3	4

注：该量表一般评定当时或最近一周的情况。由评定员采用交谈与观察相结合的方式，按量表内容对患者进行检查后评分。其中“中等”代表有肯定的症状，但不影响生活与活动；“重”代表症状重，需加处理或已影响生活活动；“极重”代表症状极重，严重影响其生活。

其次是汉密尔顿抑郁量表（表 2），这份量表从感觉、情感、思维、意识、行为直至生活习惯、人际关系、饮食、睡眠等多方面进行了考量，并采用 10 个因子分别反映 10 个方面的心理健康情况，从多方面对人的心理状态进行了整体把控。

表2　汉密尔顿抑郁量表（HAMD）

项目	评分标准	无症状	轻	中等	重	极重
1. 抑郁情绪	0. 无 1. 只在问到时才诉述 2. 在访谈中自发地表达 3. 不用言语也可以从表情、姿势、声音或欲哭中流露出这种情绪 4. 患者的自发言语和非语言表达（表情，动作）几乎完全表现为这种情绪	0	1	2	3	4
2. 有罪感	0. 无 1. 责备自己，感到自己已连累他人 2. 认为自己犯了罪，或反复思考以往的过失和错误 3. 认为目前的疾病，是对自己错误的惩罚，或有罪恶妄想 4. 罪恶妄想伴有指责或威胁性幻觉	0	1	2	3	4
3. 自杀	0. 无 1. 觉得活着没有意义 2. 希望自己已经死去，或常想到与死有关的事 3. 消极观念（自杀念头） 4. 有严重自杀行为	0	1	2	3	4
4. 入睡困难	0. 无 1. 主诉有入睡困难，上床半小时后仍不能入睡。（注意平时患者入睡的时间） 2. 主诉每晚均有入睡困难	0	1	2	3	4

表2（续）

项目	评分标准	无症状	轻	中等	重	极重
5. 睡眠不深	0. 无 1. 睡眠浅，多恶梦 2. 半夜（晚12点钟以前）曾醒来（不包括上厕所）	0	1	2	3	4
6. 早醒	0. 无 1. 有早醒，比平时早醒1小时，但能重新入睡（应排除平时的习惯） 2. 早醒后无法重新入睡	0	1	2	3	4
7. 工作和兴趣	0. 无 1. 提问时才诉述 2. 自发地直接或间接表达对活动，工作或学习失去兴趣，如感到没精打彩，犹豫不决，不能坚持或需强迫自己去工作或活动 3. 活动时间减少或成效下降，住院患者每天参加病房劳动或娱乐不满3小时 4. 因目前的疾病而停止工作，住院者不参加任何活动或者没有他人帮助便不能完成病室日常事务	0	1	2	3	4
8. 阻滞	0. 无 1. 精神检查中发现轻度阻滞 2. 精神检查中发现明显阻滞 3. 精神检查进行困难 4. 完全不能回答问题（木僵）	0	1	2	3	4

表2（续）

项目	评分标准	无症状	轻	中等	重	极重
9. 激越	0. 无 1. 检查时有些心神不定 2. 明显心神不定或小动作多 3. 不能静坐，检查中曾起立 4. 搓手，咬手指，扯头发，咬嘴唇	0	1	2	3	4
10. 精神性焦虑	0. 无 1. 问及时诉述 2. 自发地表达 3. 表情和言谈流露出明显忧虑 4. 明显惊恐	0	1	2	3	4
11. 躯体性焦虑：指焦虑的生理症状，包括：口干，腹胀，腹泻，打呃，腹绞痛，心悸，头痛，过度换气和叹气，以及尿频和出汗	0. 无 1. 有时出现 2. 时常出现 3. 症状已影响生活 4. 症状严重影响生活	0	1	2	3	4
12. 胃肠道症状	0. 无 1. 食欲减退，但不需他人鼓励便自行进食 2. 进食需他人催促或请求和需要应用泻药或助消化药	0	1	2	3	4

表2（续）

项目	评分标准	无症状	轻	中等	重	极重
13. 全身症状：四肢，背部或颈部沉重感，背痛，头痛，肌肉疼痛，全身乏力或疲倦	0. 无 1. 症状较轻 2. 症状明显	0	1	2	3	4
14. 性症状：指性欲减退，月经紊乱等	0. 不确定或该项对被评者不适合的 1. 轻度 2. 重度	0	1	2	3	4
15. 疑病	0. 无 1. 对身体过分关注 2. 反复考虑健康问题 3. 有疑病妄想 4. 伴幻觉的疑病妄想	0	1	2	3	4
16. 体重减轻 16.1 按病史评定	0. 无 1. 患者诉述可能有体重减轻 2. 肯定体重减轻	0	1	2	3	4
16. 体重减轻 16.2 按体重记录评定	0. 无 1. 一周内体重减轻超过 0.5 千克 2. 一周内体重减轻超过 1 千克	0	1	2	3	4
17. 自知力	0. 知道自己有病，表现为抑郁 1.知道自己有病，但归咎伙食太差，环境问题，工作过忙，病毒感染或需要休息 2. 完全否认有病	0	1	2	3	4

表 2（续）

<table>
<tr><th colspan="2">项目</th><th>评分标准</th><th>无症状</th><th>轻</th><th>中等</th><th>重</th><th>极重</th></tr>
<tr><td rowspan="2">18. 日夜变化</td><td>18.1 早晨</td><td>0. 无
1. 轻度变化
2. 重度变化</td><td>0</td><td>1</td><td>2</td><td>3</td><td>4</td></tr>
<tr><td>18.2 晚上</td><td>0. 无
1. 轻度变化
2. 重度变化</td><td>0</td><td>1</td><td>2</td><td>3</td><td>4</td></tr>
<tr><td colspan="2">19. 人格或现实解体</td><td>0. 无
1. 问及时才诉述
2. 自然诉述
3. 有虚无妄想
4. 伴幻觉的虚无妄想</td><td>0</td><td>1</td><td>2</td><td>3</td><td>4</td></tr>
<tr><td colspan="2">20. 偏执症状</td><td>0. 无
1. 有猜疑
2. 有牵连观念
3. 有关系妄想或被害妄想
4. 伴有幻觉的关系妄想或被害妄想</td><td>0</td><td>1</td><td>2</td><td>3</td><td>4</td></tr>
<tr><td colspan="2">21. 强迫症状</td><td>0. 无
1. 问及时才诉述
2. 自发诉述</td><td>0</td><td>1</td><td>2</td><td>3</td><td>4</td></tr>
<tr><td colspan="2">22. 能力减退感</td><td>0. 无
1. 仅于提问时方引出主观体验
2. 患者主动表示有能力减退感
3. 需鼓励，指导和安慰才能完成病室日常事务或个人卫生
4. 穿衣，梳洗，进食，铺床或个人卫生均需他人协助</td><td>0</td><td>1</td><td>2</td><td>3</td><td>4</td></tr>
</table>

表2（续）

项目	评分标准	无症状	轻	中等	重	极重
23. 绝望感	0. 无 1. 有时怀疑“情况是否会好转”，但解释后能接受 2. 持续感到“没有希望”，但解释后能接受 3. 对未来感到灰心，悲观和失望，解释后不能解除 4. 自动地反复诉述“我的病好不了了”诸如此类的情况	0	1	2	3	4
24. 自卑感	0. 无 1. 仅在询问时诉述有自卑感（我不如他人） 2. 自动地诉述有自卑感 3. 患者主动诉述；“我一无是处”或“低人一等” 4. 自卑感达妄想的程度，例如“我是废物”或类似情况	0	1	2	3	4

注：该量表适用于具有抑郁症状的成年患者，评定当时或入组前一周的情况。一般采用交谈与观察的方式，检查结束后，由两名评定者分别独立评分。当总分≥ 35 分，可能有严重抑郁症状；21 ～ 34 分，可能有重度抑郁症状；8 ～ 20 分，可能有轻度抑郁症状；≤ 7 分，则没有抑郁症状。

目前认为，心脏支架置入术后患者产生抑郁、焦虑等心理问题，可能与其教育水平不高、对护理质量存在误解、手术失败、手术后遗症及潜在的心脏功能障碍等多个因素有关系。一般情况下，不同性别易出现的心理问题类型也不尽相同。女性患者多以抑郁为主，男性患者则更多以焦虑为主。除此之外，D型人格（即平常情绪消极、悲伤、不愉快，无缘无故出现担心，在人际交往中抑制自我表达，不擅长处理人际关系）的人，更容易出现抑郁症状。

随着时代的发展和社会的进步，人们逐渐摘掉了之前的“有色眼镜”，不再将心理疾病误认为是“矫情”或者“想太多”，而是以一种科学、合理的态度去看待它。正是因为这一态度的转变，使得越来越多的人（不论是医务工作人员，还是患者或家属）开始正视这个问题，并积极采取相应的措施。

需要强调的一点是：要对自己病情有正确的认知。当您对自己的病情存在疑问时，应该及时通过科学、合法的正规途径向专业的医生寻求咨询和帮助，而不是妄加揣测、自我诊断或“百度一下、网络看病”，以免出现误诊、误治等不良事件。其实，现如今大部分支架术后的患者通过专业的心脏康复治疗、合理规范的药物治疗和适量的运动，可以实现与支架“和平共处”，从而恢复往日的正常生活和工作，大家不必过分担忧。

当然了，如果真的不幸患上了心理疾病，一定要及时寻求医学帮助。千万不可等到其已经严重影响了自己正常的工作和生活时才被迫就医，因为那时有些伤害可能已经是不可逆转、难以修复的了。早认识、早发现、早治疗，让大家一起努力做一个“双心”健康的人！

刘大夫敲黑板

不少患者在冠脉支架置入术后出现焦虑或抑郁症状，同时，焦虑和抑郁会影响冠心病患者预后。

冠脉支架置入术后，应该加强对疾病认识，积极参与心脏康复治疗，以便早日恢复正常生活。

出现焦虑或抑郁症状的患者，应该正视问题，及时寻求专业医生帮助。

让健康饮食成为支架工作的小帮手

许多患者朋友都会问一些有关饮食的问题：得了冠心病，还放了支架，以后应该怎么吃饭？有哪些食物对健康比较好？怎么吃，血管才不会再次被堵住？

想要了解如何科学饮食，首先需要了解导致冠心病的危险因素：高血压、糖尿病、高脂血症、肥胖、吸烟等。因此，冠心病患者的治疗及饮食也都是针对这些致病因素展开的。

第一要低盐饮食

低盐，不仅可以减少体内水分潴留，适度减少水肿，还有助于维持血压平稳。低盐的定义就是每天摄入食盐＜5 克，5 克的概念就是一个啤酒瓶盖那么多。鸡精、酱油、蚝油等同样含盐，如果做菜的时候使用这些调料，食盐应该适当减量。很多朋友也可能会觉得，这么点盐，吃饭还有味吗？其实，许多食物本身的味道已经非常鲜美，长时间的高盐饮食会使我们失去对食物本身味道的体会。只要有意识地减少摄盐量，您会更深刻地体会到食物原本的美味。

第二要少吃甜食

作为冠心病患者，要尽量少吃含糖过多的食品，包括蛋糕、含糖饮料、加工糕点等。相对的，应该适当摄入健康的主食，比如，把大米、白面适当地替换为杂粮饭、薯类、杂粮煎饼等。这些未经细加工的主食不仅可以增加饱腹感，还有助于血糖稳定。如果确实很想吃甜的东西，可以用水果代替，或者对于甜食浅尝辄止。

第三要低脂饮食

低脂饮食的概念就是每天摄入 20 ～ 30 克食用油，大概每餐用油量在 1 小汤勺为宜。为了做到这一点，我们要尽量健康烹饪，如少用油炸的做法来烹饪，用蒸、煮等方法来代替。现今流行的空气炸锅也是一个既提升食物口感，又健康的烹饪工具。另外，少选择含油脂量多的食物，如肥肉、油条、辣条等。

第四要搭配合理

合适的饮食搭配包括主食、蔬菜、水果、蛋白质、油脂。我们常吃的大米、面条、包子、饺子都属于主食类，每天主食干重在 100 ～ 150 克是合理的。我们每天需要摄入 500 克以上的蔬菜，250 克左右的水果来补充膳食纤维，促进肠道蠕动，这些食物还可以帮助我们摄入维生素，维持人体必需的代谢。蛋白质包括各种动物肉类、海产（鱼、虾、蟹等），以及各种豆制品、奶制品和蛋类，每天总量在 100 ～ 200 克是比较合适的。对于冠心病和支架术后患者，应该多选择鸡肉、鱼肉等含油脂少的“白肉”，少吃猪肉等“红肉”。油脂方面，我们要尽量选择不饱和脂肪酸含量高的油，如橄榄油、花生油、菜籽油等，对于猪油、奶油、黄油等饱和脂肪酸含量高的食物，应该尽量少吃。

第五要不吃剩饭

很多朋友都会因为“觉得可惜”而选择把剩饭全部吃完，其实这是得不偿失的。每顿饭都打扫“战场”，这种“光盘行动”可能会让您的腰围快速增长。每餐吃到七八分饱是最合适的，就是刚刚感觉到饱，再吃几口还能吃，但是不吃也不会感觉饿的状态。因此，在做饭的时候，食材宁少勿多，让大家吃光后还留点“念想”是最好的。

第六要戒烟戒酒

经常有人说：“喝酒可以软化血管”“我只喝红酒，没关系”。更有患者因为工作关系，必须大量饮酒，其实这都是不正确的想法和做法，甚至是“用健康换金钱”的行为。喝任何酒，以及喝多少酒，对健康都是没有明确益处的。对于放了支架的冠心病患者，饮酒也是非常危险的。因此，喝酒没有安全的阈值，应该尽量不喝酒。

刘大夫敲黑板

你的健康就在你的饮食中。重视饮食就是重视健康、维护健康、保障健康。

维护健康，不仅仅是为了自己，更是为了更好地履行家庭责任，更充分地发挥个人价值。

健康，不仅会增加人生的长度，还会增加人生的厚度，使你更加幸福、快乐。

心脏支架手术后，还要限制运动吗？

先来讲讲患者老杨的故事。老杨今年 57 岁，脾气比较急，最近因为一点小事跟人争吵，回家后就感觉到胸痛，救护车及时把他送到医院，确诊为急性前壁心肌梗死，我给他做了急诊冠脉介入治疗，阻塞的血管完全开通后，老杨的病情很快就稳定了。一周后，老杨却发生了急性心力衰竭，虽然抢救很成功，但是加重了他的病情。医生仔细地调查病史后发现，老杨因为着急康复，自己偷偷地在楼道里加倍运动，结果适得其反。

急性心肌梗死是心内科常见的危重症，容易导致心力衰竭、猝死等不良后果。冠脉介入手术在心肌梗死患者的治疗中有着重要的作用。术后进行合理的康复运动能有效地预防不良心血管事件的发生，促使心脏功能康复至最佳状态。但是我们不能盲目运动，必须根据身体情况科学地运动。

为了避免出现类似老杨的情况，下面来详细说一下，发生心肌梗死后运动康复的具体步骤和注意事项。

术后康复运动的重要性

心脏支架手术虽然解除了冠心病患者的急性心血管危险，降低了并发症发生率及死亡率，但患者仍会面临诸多困扰，如各种临床症状、心脏恶性事件的再发风险等。康复运动训练是支架术后患者长期管理的重要内容。研究发现，康复运动训练对降低患者的病死率及反复住院、反复血运重建的概率都大有裨益，可使心血管疾病病死率降低 30%。更多研究表明，行走、慢跑等有氧运动有利于提高患者心肺运动耐量，减少心血管疾病危险因素的发生。

2016 年，由中国医师协会心血管内科医师分会预防与康复专业委员会专家发布的《经皮冠脉介入治疗术后运动康复专家共识》，对术后患者的运动康复有着重要的指导意义。

术后怎么运动更合适?

2021 年发表的一篇文章表明，急性心肌梗死后置入支架的患者按照上述康复共识治疗获得了显著的效果，研究结果表明，术后住院期尽快接受心脏康复可明显改善患者心脏功能、睡眠、心理状态及预后。

通过评估可进行住院期运动康复的患者，完成 4 步运动康复步骤后，基本可以胜任日常生活活动。无论坐位还是站位，活动时出现了不良反应，都要立即终止运动，待症状缓解后，重新从低一个级别的运动量开始进行康复。

第一步，可以在床上仰卧位做双腿或双臂运动。双腿分别做 30 度角的直腿抬高运动；双臂可以向头侧抬高时深吸气，放下时慢呼气；还可以尝试在床旁坐位或站立 5 分钟。

第二步，若可以在床旁站立5分钟，可尝试在床旁行走5分钟。

第三步，在床旁行走10分钟，每天行走2次。

第四步，在病房内活动10分钟，每天2次。

心脏支架置入术后1周是一个很关键的时期，做好康复工作可为心脏带来最大的益处。

运动时我们该注意什么？

需要注意的是，住院患者的运动康复和日常活动必须在心电、血压监护下进行，如果出现胸闷、胸痛，或者心率、呼吸频率加快，应立即停止活动，告知医生，进行床旁心电图检查。第2天的活动量应减半，或将活动计划推迟。

除此之外，出院患者应定期到医院进行复诊，遵医生指导规律用药，避免过度劳累，注意休息。

刘大夫敲黑板

急性心肌梗死支架术后是否能运动，应该根据专业医生的评估来决定。

如何进行运动，医生会结合患者的个体情况给出具体建议，应当遵循“循序渐进”的原则。

急性心肌梗死对于心脏是一次沉重的打击，心脏功能的恢复只能“慢工出细活”，若不顾身体状况盲目加量，急于求成，只会“欲速则不达”。

科学规律的康复运动可促进心脏血液循环，增强心肌细胞活力，并改善运动耐力。

心脏支架手术后进行锻炼，会让支架移位吗？

对疾病的认知很可能会影响患者的状态。对疾病有一定认知的患者，会了解自己当下的状态，不会对疾病产生过度恐惧；而对疾病一无所知的患者，完全不了解自己处于疾病的哪个阶段和严重程度，常常会杞人忧天、心生恐惧。

比如，有些患者在支架术后由于担心支架移位、掉落而不敢用力、不敢咳嗽，甚至不敢动，小心翼翼地生活，这不仅仅会是患者和家属的困惑，还可能影响患者术后的康复。

支架不会移位

那么，冠脉里放的支架有那么容易移位吗？答案绝对是否定的，心脏支架不会移位。

支架在置入冠脉的过程中，通过高压使球囊扩张，同时膨胀的支架就会和血管壁紧密地贴在一起，一旦放置成功，冠脉内的支架就不会移位，也不可能脱落。在术后一段时间，血管内膜会逐渐生长完全覆盖整个支架，这时候，支架和冠脉就会完全融为一体，就更不用担心支架会移位和脱落了。

因此，在支架置入术后，支架不会因为你的运动而移位。

支架术后运动原则

有句老话说“生命在于运动”。那么，心脏支架置入术后的患者能运动吗？答案是肯定能，但是需要注意运动的强度。

所有支架术后患者，医生都会对其进行全面的评估，并且制定个性化的运动康复计划。比如，刚刚做完手术的患者，需要给血管和身体一段修复时间，这段时间建议以中、低强度的运动为主，当然，也需要考虑患者的心功能，如果术前心功能就严重受损、难以下床，做完手术即使有一定改善，但也无法马上与正常人一样进行运动。而术前心功能良好的患者，一般可以进行正常活动，注意量力而行，运动强度可以循序渐进。

支架术后的康复运动？

一般来说，支架术后的康复运动主要包括有氧运动和抗阻运动。

有氧运动对冠心病患者有多重益处，如增加冠脉弹性，改善血管内膜功能；促进冠脉侧支循环建立，代偿性改善冠脉的供血、供氧能力；稳定冠脉斑块；有助于防控冠心病的危险因素（高血压、血脂异常、糖尿病及肥胖等）。常用有氧运动方式有行走、慢跑、骑自行车、游泳、爬楼梯，以及在器械上完成的踏车、划船等。

抗阻运动属于无氧运动的一种，是一种对抗阻力的运动，是一系列中等负荷、持续、缓慢、大肌群和多次重复的肌肉力量训练。研究发现，抗阻运动可增加心脏的压力负荷，增加血流灌注，还可以增加骨骼肌质量，提高基础代谢率；增强骨骼肌力量和耐力，改善运动耐力，帮助患者重返日常生活和回归工作。支架术后患者可以选择哑铃、运动器械，以及弹力带等抗阻运动。

另外，太极拳、瑜伽等传统运动也有利于康复，适合所有年龄段的人群，不仅可以陶冶情操，保持愉悦情绪，还能改善心血管患者预后及减少心血管事件，也是支架术后患者运动康复的可选运动类型。

刘大夫敲黑板

对疾病和自身状态的认知程度，可能会影响患者的康复。

心脏支架一旦释放，会紧与血管壁紧密结合，不可能移动位置。

支架术后可以运动，但需要按照医生制定的运动计划来进行，支架术后运动康复常常包括有氧运动和抗阻运动，以促进心脏康复。

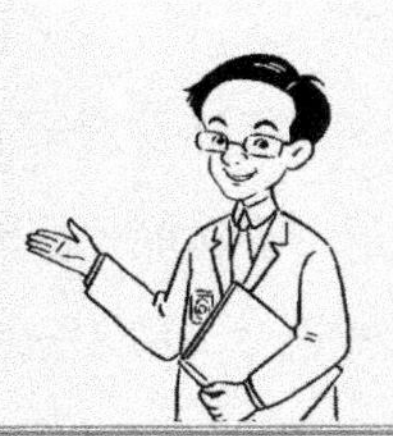

放了心脏支架，还能“爱爱”吗？

一直以来，“性”在我国都是一个敏感的话题，无论是在家庭还是在医院，大家都羞涩于讨论这个话题。经历了心脏支架置入术的患者也是如此，他们有这样或那样的疑虑，比如，心脏支架置入术后患者能不能恢复性生活？何时恢复性生活？性生活期间有何注意事项？性生活会不会诱发心肌梗死？这些问题长期困扰着部分医生、患者及其伴侣。本节就心脏支架置入术后性生活相关问题予以简单指导。

冠脉介入手术和术后用药会影响性生活吗？

首先，冠脉介入手术本身并不会影响患者的性功能。有研究表明，患者在心肌梗死后性生活减少，大多源于患者及其伴侣的焦虑与不安，而并非真正身体功能障碍所致。而且，一般来说，冠脉介入术后常规服用的药物也不会影响患者的性功能。

心脏支架术后还能有性生活吗？

性交前奏、性交、性高潮及消退都会消耗能量，其中性高潮时消耗能量最多。因此，罹患冠心病的患者在性交时可能会出现心绞痛、心肌梗死或心源性猝死，但这并不意味着冠心病患者就应当持续禁欲。有研究者运用专业设备将性交与日常活动（散步、爬楼梯、写作等）相比较发现，性交活动其实相当于我们轻至中度日常活动量。如果冠心病患者可以耐受一般的日常活动量（比如，能够在 10 ～ 15 秒内爬完 20 阶楼梯，没有气促、胸痛等症状，心跳与安静时相比增加不超过 20 ～ 30 次 / 分），其性活动是安全可行的。

心脏支架术后何时能恢复性生活?

心肌梗死后的运动康复应当是循序渐进的，患者应当在专业医生及心脏康复师的指导下逐渐恢复日常活动量。那么，患者什么时候可以恢复性生活呢？通常情况下，我们建议心肌梗死后 4 周内尽量避免性生活。

对于心脏支架置入术后仍然有反复胸痛、胸闷发作的患者，建议暂缓性生活，并尽快就医复诊。心脏支架置入术顺利完成，没有发生并发症，并且没有不适症状的患者，可以恢复正常的性生活。如果在心脏支架置入术后仍然存在未处理的冠脉病变，需要进行心肺运动试验评估，如果为阴性结果，同样可以恢复性生活。

性生活时有什么注意事项?

既然性生活可能会引起不适，那性生活会不会再次诱发心肌梗死？对于这点大家不用过分焦虑。研究显示，性生活导致再次心肌梗死的概率比情绪激动导致心肌梗死的概率还要低，仅为

0.9%。而且平时规律的体育运动可以进一步降低性生活诱发心肌梗死的概率。但是，患者仍然需要注意以下4点。

1. 环境：国外研究证实，心源性猝死通常发生于20岁的青年人（男性>女性），并且常常为婚外性关系人群。因此，我们建议心脏支架置入术后患者应避免在餐后3小时、饮酒后、极度劳累、紧张匆忙的情况下进行性生活。

2. 用药：冠心病患者服用的硝酸酯类药物可以改善症状，但是硝酸酯类与西地那非等治疗勃起功能障碍的药物合用会引起血压下降。因此，患者在性交前可服用硝酸酯类药物改善冠脉供血，但是严禁同时服用西地那非。

3. 症状：如果在性交前、性交过程中，或者性交后出现胸闷、胸痛等症状，并且持续不缓解，极度乏力、难以入睡，建议尽快就医。

4. 预防：心肌梗死后患者应当逐步增加体育活动量以改善心脏功能，增强体质，以满足性生活时所需的活动耐量。

刘大夫敲黑板

“性”是人类的天性，更是人类生存和生活的一项最基本的权利，无须避讳。

心脏支架置入术后2～4周患者恢复性生活是安全可行的。

建议心脏支架置入术后患者在专业医生指导下循序渐进地恢复日常体力活动，在充分休息后进行性生活，行房期间避免同时服用硝酸酯类与西地那非等药物，如有不适应酌情尽快就医。

粉碎谣言：心脏支架手术，会使人“大伤元气”

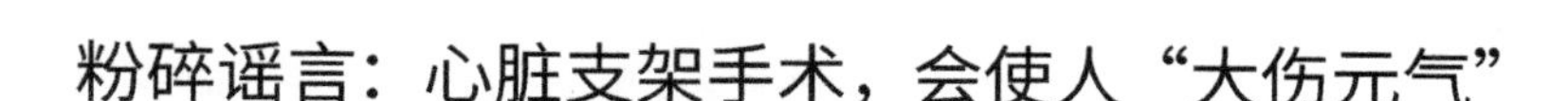

冠脉支架置入术是一项微创手术，但是，说不少人会担心手术的伤害，甚至还有人认为，支架手术会让人“大伤元气”，无法恢复到普通人的生活状态。

其实，这是对支架手术的误解。置入心脏支架不但能开通堵塞的冠脉，挽救患者生命，通过积极的术后康复，还能改善患者的生活质量，恢复最佳体力和精神状态，尽早回归社会。

支架术后动起来

置入心脏支架后，部分患者很少活动，一方面是心理上觉得自己活动能力大不如前；另一方面是害怕心脏不能承受过大的活动量。

其实，我们不建议患者在冠脉支架术后静养，相反，很有必要动起来。运动，也是冠脉支架术后的关键处方之一。运动康复，可以使患者改善心脏功能，提高生活质量，减少再次住院和再次手术的风险，并且还能调节情绪，延长寿命。

支架术后患者在运动康复之前，医生需要对其进行一般功能评估、运动风险评估、运动耐量评估及心理评估，并根据康复风险制订个性化的运动方案，包括运动种类、运动时间、运动频率和强度。运动种类包括有氧运动，如散步、慢跑、骑自行车、游泳等，抗阻运动，如弹力带、哑铃、机械训练等。

对于低危患者，可以在术前就参与早期康复，提高心肺和运动能力储备，术后经过一段时间的运动康复后，有氧运动量可适度增大；评估为中危或高危的患者，应在术后第一天就开始早期康复，需在医院相关人员监测下进行有氧运动。

整个运动的过程，需要在有氧运动前热身 5 ～ 10 分钟，然后从 5 ～ 10 分钟有氧运动开始，根据身体情况逐渐延长至 30 ～ 60 分钟，每周至少 3 次有氧运动，以及至少 1 次抗阻训练，运动完后放松至少 5 分钟。

那些心肌受损不严重、心功能良好的患者，在冠脉支架术后逐渐恢复到正常活动水平是没有问题的。曾经有位患者，支架术后几年还去参加球类竞技比赛，获奖后还给我发了照片。但需要注意的是，运动强度的增加需要循序渐进，以自己能够耐受为准。

支架术后的心理健康

疾病对患者的影响，往往不止是生理上的不适，还有对心理的冲击，支架术后患者回归社会的一大阻力，就是心理因素。

比如，有些患者对疾病的恐惧，担心支架术后并发症、害怕猝死带来焦虑情绪，或者长期口服药物治疗带来的经济压力，又或者支架术后家属和朋友的不理解带来的抑郁情绪等，这些情况都可能让患者处于不良的心理状态中。

支架术后患者如果出现不良情绪，可以尝试以下方法让自己走出来：

（1）加强疾病认识，消除恐惧。

（2）规律起居饮食，适量运动，保证充足睡眠。

（3）建立兴趣，学习感兴趣的技能或活动。

（4）经常与朋友交往，减少独处。

（5）如有必要，可寻求专业的心理辅导和药物治疗。

刘大夫敲黑板

冠脉支架手术的最终目的，是提升患者的生活质量，改善患者的预后，并尽早恢复正常生活。

支架术后患者应积极参与运动康复，循序渐进，量力而行，提高运动能力和肌肉力量。

支架术后患者还应注意自己的心理状态，如有不良情绪，先试着自我调整，如果效果不佳，可向专业医生求助。

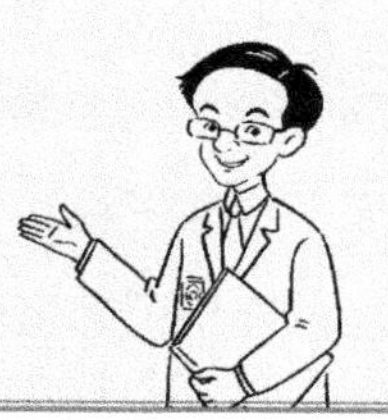

放了心脏支架，还能做核磁共振检查吗？

做过核磁共振检查的人都知道，检查前一定要将钥匙、手表等金属物都摘除才能进入检查室。而置入心脏支架的患者，如果需要做核磁共振，可能会因种种原因遭到婉拒。那么问题来了：置入心脏支架的人，真的就不能做核磁共振吗？

带着这个问题我们查了一些文献，结果发现，做过心脏支架置入术的冠心病患者，起码有一半以上因为出现脑卒中或者消化道肿瘤等情况需要做核磁共振。那么，他们能做这项检查吗？

核磁共振是什么检查项目？

我们先来看看什么是核磁共振。大家都知道，人体组成中70% 是水，而水是由氢和氧组成的，核磁共振里的“核”就是指氢原子的原子核；“磁”是指强大的磁场；而“共振”呢？是指磁场的作用引起氢原子核产生共振。核磁共振成像，简单地说，就是在强大磁场作用下，通过计算机记录氢原子核的共振运动特点得到的器官组织的图像。

做核磁共振为何要去除金属物品？

做核磁共振时，受检者处于非常强大的磁场内，体内如果有导磁的金属，就可能出现以下两种情况。一是强磁场可能会导致金属置入物移位，使检查者受伤。二是金属材料可能会产生伪影，干扰正常的成像效果。伪影的大小与金属材料的磁化率及磁场强度相关。磁化率越大、磁场强度越高，产生的伪影就越大。

因此做核磁共振检查前，医生会要求患者和陪同人员拿掉随身携带的金属物品，比如，钥匙、手表、钢笔等等，可是，随身携带的金属我们能去除，但是，心脏置入了支架应该怎么办呢?

支架材质决定核磁共振的安全性

其实，对于置入心脏支架的患者能否进行核磁共振检查，大家最主要的顾虑有两点：一是金属支架在磁场下可能移位变形；二是金属支架在磁场下会发热。事实上，临床使用的大部分心脏支架是由医用不锈钢或合金材质制成，是非磁性或弱磁性的，移位或变形的可能性极小。而支架的金属丝远比我们想象中的要细，即使存在部分磁性金属，磁场的引力还是会小于支架与血管壁间的摩擦力。因此，核磁共振检查并不会使支架移位。至于发热，人体的血液流动就会带走部分热量，轻微升温对支架的影响可以忽略不计。

换句话说，现在的药物洗脱支架，绝大部分都是合金材料，都通过了核磁安全检测。目前市面上大多数心脏支架生产厂家都会在产品说明书上就患者能否进行核磁共振进行特定标注，大部分说明书指出：≤ 3 T 或 1.5 T 的核磁共振检查是安全的，或者心脏支架置入 6 周后做核磁共振检查是安全的。而目前临床上常规用于人体的核磁共振检查一般不会＞ 3 T。我们说的这个 1.5 T 的“T”是指特斯拉，表示磁场强度。即使早期用的金属裸支架有弱磁性，根据美国心脏病协会的建议，这些支架在术后 6 周做核磁共振检查也是安全的，因为这时支架在血管壁上已经很稳固了。但是，由于个体差异较大，在检查前应将情况详细告知医生，或者将支架说明书带给医生，具体以主治医生或放射科医生的建议为准。

刘大夫敲黑板

核磁共振检查不能携带金属进入检查室，磁场中金属移位可能会给患者造成伤害，而金属在磁场中产生的伪影也可能干扰检查结果。

心脏支架通常为合金支架，属于低磁性或无磁性金属，加之支架体积小，整体导磁性低，特定条件下做核磁共振检查是安全的。

究竟置入心脏支架的患者是否能做核磁检查。首先看材质，如果是由合金材料制成的药物洗脱支架，可以随时放心大胆地做核磁共振检查；如果是金属裸支架，需要看时间，在心脏支架置入术后 6 周做核磁共振检查也是安全的。在检查前应将具体情况和支架使用说明书提供给医生，以您的主治医生和放射科医生的建议为准。

放了心脏支架，还能做外科手术吗？

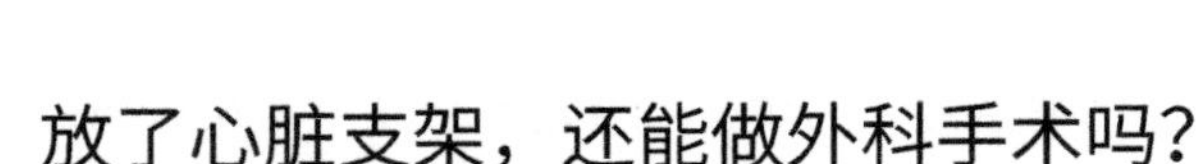

大家都希望获得健康，已经做了心脏支架手术的患者更是如此，但往往天不遂人愿，“屋漏偏逢连夜雨”的情况也常有。研究发现，刚刚放了药物洗脱支架的患者中 5% ～ 35% 又要面临非心脏外科手术，这时候，外科手术的时机选择很重要。

进行了心脏支架手术的患者，都需要服用双联抗血小板药物（通常是阿司匹林和氯吡格雷）至少 1 年，以防止支架内血栓。如果接着做外科手术，那么继续使用抗血小板药物是否增加手术出血风险呢？如果过早停用抗血小板药物是否会增加支架内血栓风险？接连进行支架手术和外科手术，会不会增加死亡风险呢？

近期欧洲心脏学会发布了《2022ESC 非心脏手术患者心血管评估和管理指南》，对支架患者进行非心脏手术的时机提出了建议。本期，我们就来给您介绍一下。

告知病史，不可擅自停药

需要强调的是，作为患者，无论要进行什么手术，即使像拔牙这样看似与心脏无关的手术，都需要把之前做的心脏支架手术和目前的服药情况告知医生，千万不可以擅自停药。

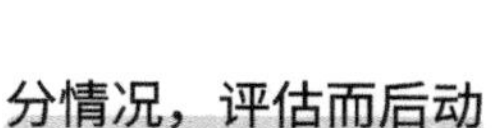

分情况，评估而后启动

研究发现，支架术后患者进行非心脏手术发生不良事件的风险因素主要包括5个方面：一是支架术和外科手术的时间间距，术后第一个月风险最高；二是ST段抬高型心肌梗死患者进行首次支架术后；三是双联抗血小板药物的中断使用；四是冠脉病变特征，比如开口病变和远端病变；五是外科手术的紧急程度。

从原则来说，放了支架的患者要进行非心脏手术，需要在使用抗血小板治疗预防血栓事件的益处，和可能出现的出血并发症风险之间做出权衡。

具体来说，如果正在服用双联抗血小板药物的支架患者需要进行非心脏外科手术，首先看看这个手术能不能等，如果可以的话，应该在支架术后至少6个月进行外科手术，如果患者之前发生过急性冠脉综合征，那么建议双联抗血小板治疗12个月之后再进行外科手术。

如果外科手术比较迫切，但是患者由于发生高危急性心肌梗死（ST段抬高型心肌梗死或高危的非ST段抬高型心肌梗死）而进行了支架手术，这些患者风险比较高，建议至少持续应用双联抗血小板药物治疗3个月再考虑外科手术。即使并非高危急性心肌梗死患者，也建议在支架术后至少应用双联抗血小板药物治疗1个月再进行外科手术。

在进行外科手术之前，还需要评估手术的出血风险（表3）。

表 3　不同手术类型出血风险不同

轻微出血风险的手术	较低出血风险的手术（不常发生或临床影响小）	较高出血风险的手术（频繁发生或临床影响显著）
白内障或青光眼手术 牙科手术：拔牙（1 ~ 3 颗）、牙周手术、种植体定位、根管治疗、牙龈清洁 / 洗牙 无活检或切除的内窥镜检查 皮肤手术：脓肿切口、小面积皮肤切除 / 活检	腹部手术：胆囊切除术、疝气修补术、结肠切除术 乳房手术 复杂牙科手术（如多颗牙拔牙） 简单活检的内镜检查：如胃镜或结肠镜检查 大口径针头手术（如骨髓或淋巴结活检） 非白内障眼科手术 小型骨科手术（如手、脚关节镜检查）	腹部手术与肝脏活检、体外冲击波碎石 大范围肿瘤切除（如胰腺、肝脏） 神经轴（脊柱或硬膜外）麻醉 神经外科手术（如颅内手术）、大型骨科手术（如脊柱手术） 带有血管器官活检的手术（肾脏或前列腺） 修复性整形手术 特殊干预（如结肠息肉切除术、腰椎穿刺术、血管内动脉瘤修补）、肺切除术手术 泌尿外科手术（如前列腺切除术、膀胱肿瘤切除术） 血管外科手术（如腹主动脉瘤修复、血管搭桥）

如果手术出血风险轻微，比如小型皮肤手术、眼科前房手术（如白内障或青光眼手术）、小型牙科手术、诊断性内镜检查等，这类手术出血风险轻微，采用局部措施可以有效止血，正在服用

双联抗血小板药物的患者在手术前后可以不停药。

如果属于出血风险较低的手术，在医生评估后，围术期建议继续服用阿司匹林，在术前 5 天停用氯吡格雷或者替格瑞洛。在术后 4 ～ 6 小时应该重新使用氯吡格雷或替格瑞洛。

如果要接受出血风险比较高的手术，比如颅内、脊柱神经外科或玻璃体视网膜手术等，除了停用氯吡格雷或替格瑞洛，还应在术前至少中断阿司匹林 7 天。不过，这类手术需要在有 24 小时导管室的医院进行，以便在围手术期发生缺血事件时可以马上进行介入手术。

刘大夫敲黑板

患者在支架术后，需要做非心脏外科手术，需要权衡双联抗血小板治疗预防血栓事件的益处和可能出现的出血并发症风险。

如果外科手术可以延期，普通患者尽量在支架术后 6 个月、急性冠脉综合征患者尽量在 12 个月后进行。

如果外科手术比较迫切，建议低危支架患者在术后 1 个月、高危患者需要 3 个月的双联抗血小板治疗后进行。

无论面临何种手术，都需要把以往手术情况和目前用药情况告知医生，在医生充分评估后听从医嘱停药、手术以及恢复用药。

参考文献

[1] MITCHELL AJ， GILLIES MA， CRUDEN NL. Non–cardiac surgery following drug–eluting coronary stent implantation–a question of timing ？ J Thorac Dis. 2017，9（5）：E461–E464.

[2] HALVORSEN S， MEHILLI J， CASSESE S， et al. 2022 ESC Guidelines on cardiovascular assessment and management of patients undergoing non–cardiac surgery. Eur Heart J.2022，ehac270.

机场安检，心脏支架能过关吗？

你是否也在期待一场说走就走的旅行？飞机的出现拉近了我们与世界各地的距离，让远在天涯成为近若咫尺。但是，如果心脏放了支架，可以顺利通过安检吗？乘坐飞机时又该注意什么呢？

让我来告诉你：放了心脏支架后是可以通过安检的。但能不能乘坐飞机不仅需考虑安检问题，更要考虑患者的基本情况：是否还有心肌缺血及心脏功能恢复的情况。

顺利通过安检

正如上一篇文章中提到的，目前的心脏支架绝大多数为合金材料制作，是非磁性或弱磁性的。另外，支架由极细的金属丝网组成，体积较小，受外界磁场影响非常微弱，所以一般不会引发安检警报，也不会受到磁场影响发生移位。但为了不耽误你的行程，可以携带置入心脏支架的相关证明材料，以作保障。

乘坐飞机可能出现的影响

赶飞机、托运行李、安检等可能会增加患者的活动量；空中管制、飞机延误及对于空中飞行的恐惧等可能会增加患者的疲惫、紧张、焦虑。总之，起飞前烦琐的准备过程可能诱发心血管事件，影响乘坐飞机。

大气压随着海拔高度上升而下降，飞行高度越高氧气越稀薄，给人体带来最大的影响就是缺氧。在相对低压低氧的环境中，人体血液含氧量也会受到明显影响。有研究表明，客机巡航过程中，乘客的血氧饱和度平均较地面下降 10% 左右。身体健康者尚可耐受，但与健康人相比，心脏病患者代偿功能受损，对缺氧的耐受能力下降，可诱发急性心血管疾病，如心律失常、心绞痛、心肌梗死等。另外，长时间坐位、昼夜节律紊乱、飞行噪音干扰及飞机颠簸等情况，可造成儿茶酚胺不适当释放，将加剧循环系统的负担。整体而言，飞机飞行阶段气压变化明显，加之飞行中可能遇到的突发事件，将增加心脏负荷，对于支架术后患者可能诱发急性疾病。

乘坐飞机的注意事项

首先，病历证明随身携带。在出行前，应该先到医院复诊，一方面是看看是否还有残留的心肌缺血，以及心脏功能的恢复情况，医生将以此来判断，你是否可以乘坐飞机；另一方面，需要医生开具一张“接受心脏支架置入术”的诊断证明，随身携带诊断证明和病历，可以在遇到紧急情况下方便接诊医生参考。

其次，首选大中型飞机。我们坐飞机大多选择经济舱，座位前后左右的尺寸都不大，伸不开腿，在行程中也不能随意走动。

如果是长途飞行，座位小的话，不仅会影响休息，还可能由于血液循环不畅，引起下肢血栓，甚至危及生命。所以，选择航班时尽量选大中型飞机，座位空间相对会宽敞一些。而且，不同航空公司经济舱座位的尺寸是不一样的，订票前可以先上网了解一下，尽量让自己在飞行过程中更舒适。当然了，俗话说“坐着不如躺着”，如果需要长途飞行，而且经济条件允许的话，还是选择“能躺的座位”更好。

另外，应常备硝酸甘油。冠心病的主要表现是胸痛或胸闷，其原因是心肌细胞没有足够的氧气维持供应，从而导致心肌缺血。虽然心脏支架置入术后可以缓解心肌缺血，改善心脏功能。但是，飞机上的氧气比陆地上稀薄，吸入的氧气量少了，心肌细胞得到的供氧也会减少。轻则因为心肌缺血而诱发心绞痛，重则有可能导致心肌梗死，如此的话，准备应急药品就非常重要了。因此，冠心病患者要坐飞机，应该随身携带像硝酸甘油这样的急救药品。

刘大夫敲黑板

本节主要围绕心脏支架置入术后能否通过飞机安检，以及乘坐飞机的注意事项展开讨论，针对如何更安全便捷地乘坐飞机给出建议。

通常而言，心脏支架不会引发安检警报，也不会受到磁场影响。但为确保万无一失，建议携带置入心脏支架的相关证明材料。

对于近期发生过心脏疾病，或心脏支架置入术后时间较短的患者，应在无心绞痛发作、呼吸困难及低氧血症的前提下乘坐飞机。乘坐飞机时应尽量保持平和心态，并有同伴随行。

简而言之，放了心脏支架的患者只要没有残存的心肌缺血，心脏功能良好，是可以坐飞机出行的。在出行前，要准备好病历和诊断证明，挑选舒适的舱位，带上应急药品，接下来就可以放心享受飞行带来的乐趣和便捷了。

第五章

心脏支架手术后，定期复查是必须的

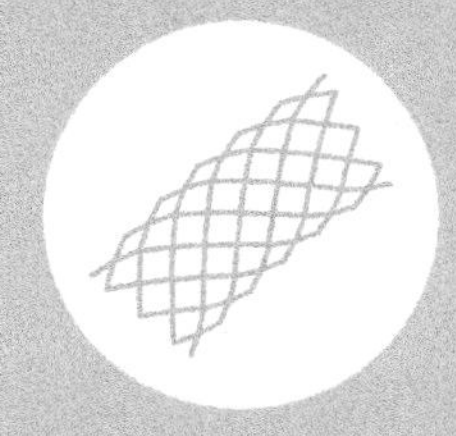
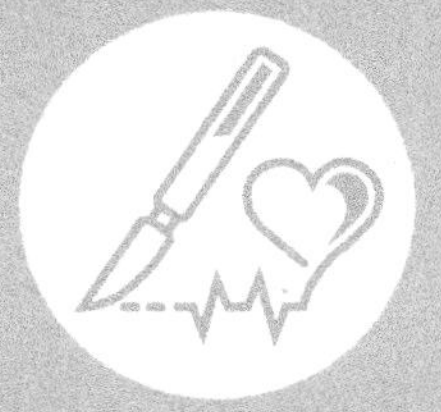
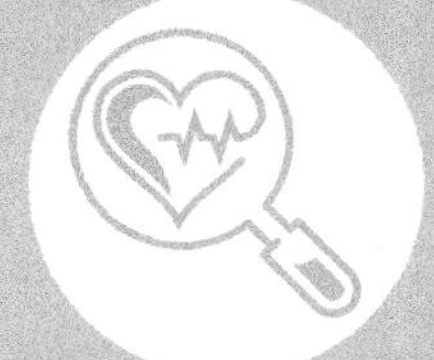

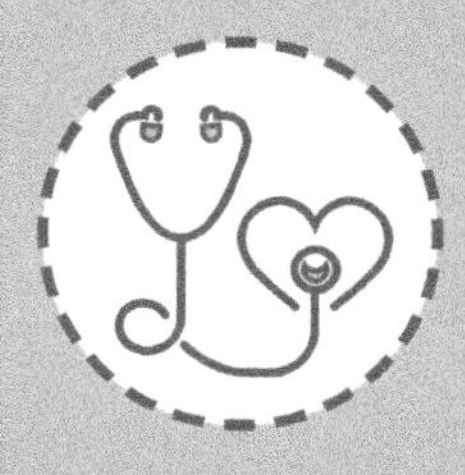

做什么检查能发现心脏支架里面长了血栓？

支架内血栓是心脏支架置入术后的一种罕见但严重的并发症，指支架置入处形成血栓，导致血管完全或部分闭塞，具有高死亡率、高复发率的特点和复杂的病理生理学过程。我们有必要更好地了解支架内血栓形成的危险因素、评估方法及预防治疗手段，以指导临床医生采取最适当的策略来预防和治疗支架内血栓的发生。那么，应该如何早日识别风险，提早预防支架内血栓的形成呢？下面带大家一起了解“支架内血栓”。

流行病学史

全世界每年进行大约 500 万次心脏支架置入术。在心脏支架相关并发症中，支架内血栓是最常见的并发症，在心脏支架置入术后早期，支架内血栓发生率高达 20%。然而，随着支架技术的提高和双联抗血小板治疗，支架内血栓发生率有了显著下降。心脏支架置入术后几年内的发生率仅为 1% ～ 2%，但是，偶尔出现的支架内血栓还是会造成严重后果。支架内血栓形成的死亡率为 5 ～ 45%，5 年复发率为 15 ～ 20%。很多发生支架内血栓的患者尽管迅速地接受了再次冠脉介入治疗，仍有非常高的死亡风险。

危险因素

支架、血管壁和血液成分之间的相互作用可能是血管修复和支架内血栓形成的决定因素。血管内支架置入后的病理生理机制是一个涉及支架外形设计、材料和置入技术等多方面因素与血管之间相互作用的复杂过程。根据来源不同，支架内血栓的危险因素可以分为 4 类：患者、病变、手术和支架相关因素。

患者因素：年龄、遗传多态性、过早停用双联抗血小板药物、氯吡格雷无反应、吸烟，以及患有低射血分数的心力衰竭、外周动脉疾病、急性冠脉综合征、血小板增多症、糖尿病、恶性肿瘤、终末期肾病、贫血等。

病变因素：左主干或左前降支近端病变、分叉病变、开口病变、支架两端病变、C 型病变、严重钙化病变、静脉移植物病变、药物洗脱支架内再狭窄、多支血管病变等。

手术因素：术后 TIMI 血流分级＜ 3 级、没有肝素预处理、低剂量比伐卢定、置入支架较多等。

支架因素：支架膨胀不全、支架边缘撕裂或出现夹层、支架贴壁不良、支架重叠、支架较长、支架移位、支架偏小、支架断裂等。

临床表现及评估

支架内血栓的类型和程度不同，临床表现也不同，可表现为无症状、典型或不典型心绞痛、急性心肌梗死或猝死。但支架内血栓很少是无症状的，除非支架内冠脉供血区域有侧枝。心电图改变可定位到心肌缺血的区域，血液中心肌损伤生物标志物升高，严重可引发心室颤动，最终导致猝死。

传统的血管造影技术缺乏对患者冠脉内血栓的定量评估能力，使医生难以准确地制定针对性的药物或手术治疗方案。现代血管内成像技术——OCT和IVUS技术，使个体化治疗成为可能，提高了早期支架内血栓的检出率，以便及早采取措施预防血管内血栓的进一步发展。OCT在冠脉成像领域，尤其是血管内粥样斑块的评估方面得到了广泛的认可，也可用于分辨冠脉内血栓的成分。IVUS可用于指导支架的置入、支架内膜增生的评价、支架内再狭窄原因的探讨及支架晚期贴壁不良和支架内血栓的检出等。IVUS和OCT的使用都可以改善冠脉介入治疗的结果。这些成像方法能够确定合适的支架尺寸，包括选择最佳支架长度；可以高灵敏度和特异性识别急性并发症，例如支架贴壁不良或夹层。在高危患者和有复杂冠脉病变的患者中，血管内成像的好处尤其明显。

预防与治疗

采用现代血管内成像技术优化手术策略是防治支架内血栓发生的重要手段之一。此外，预防支架内血栓形成的关键在于心脏支架置入术后双联抗血小板药物治疗。意外停药是支架内血栓发生的主要危险因素。对于稳定型心绞痛患者，慢性冠心病指南建议心脏支架置入术后双联抗血小板药物治疗 6 个月。对于急性冠脉综合征患者，建议支架术后 12 个月的双联抗血小板药物治疗期；在出血风险高的情况下，可以缩短为 6 个月。

支架内血栓一旦形成，最有效、最快捷的方法是对病变部位血栓进行反复抽吸，冠脉内注入溶栓药物，溶解支架内残余血栓，抑制病变部位血小板聚集；或重新置入药物洗脱支架、反复球囊扩张，术后强化抗凝血、抗血小板药物治疗。

刘大夫敲黑板

支架内血栓是常见的心脏支架相关并发症，可由于患者、病变、手术和支架等相关因素引起。

临床上采取血管内成像技术评估支架内血栓的类型和程度。

优化冠脉介入治疗策略、加强术后抗血小板药物治疗、控制基础疾病及良好的生活方式是目前预防支架内血栓形成的重要手段。

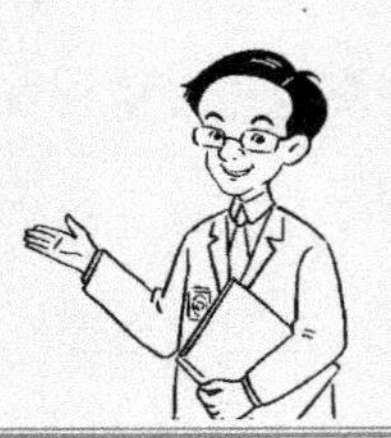

什么情况下，需要做二次心脏支架手术？

“经历了三次心脏支架手术的我，人生已经彻底改变，一切原本的理想和抱负，随着一场大病的到来，已经彻底的灰飞烟灭……”在视频平台上，一位心脏支架置入术后的患者一边展示他每天都要吃的药物，一边如此总结他的生活。为什么同样是冠心病患者，有的人一次支架手术就解决问题，而有的患者却需要第二次、甚至第三次进行支架手术。这究竟是什么原因呢？哪些情况需要做二次支架手术？

计划内的二次手术

多支血管病变：造影后如果患者属于多支血管的病变，考虑到操作多支血管的手术风险相当高，医生往往会分次操作，需要二次支架手术，在第一次术后的 1 ～ 3 个月进行，具体时间是因人而异的。如果患者在进行第一次支架手术以后，血管再通情况良好，而且剩余的血管狭窄并不是特别严重，在手术以后可以适当延期进行二次的支架手术。但是，如果在第一次进行支架手术以后，患者残余的血管病变仍然比较严重，而且在第一次手术以后心肌缺血的症状缓解并不明显，患者仍然反复出现心绞痛，那么就要适当缩短进行第二次手术的时间，甚至在同一次住院期间完成。

弥漫长病变：对于分布较长的狭窄病变，一次性放入支架太多、太长可能会增加术后支架内血栓的风险，为了确保支架安全，减少支架内急性、亚急性血栓的发生概率，手术医生会分次放入支架，术后给予充分的抗栓治疗，确保患者手术的成功。

不能耐受一次大量使用造影剂：患者基础心脏功能太差或者肾功能差，肌酐清除率太低，一次心脏支架手术使用的造影剂剂量会显著多于单纯的冠脉造影检查，如果患者合并有心脏功能或肾功能不全，可能会在原有疾病基础上发生急性心力衰竭或肾功能衰竭。为了避免后续出现严重的并发症，就要尽量减少一次手术中造影剂的使用，最有效的办法就是分次完成心脏支架置入术。

计划外的二次手术

计划外的心脏二次支架手术可能是因为一些术中的意外并发症，比如术中心脏功能不全等，使得临时改变一次操作的打算。同样，术后发生支架内血栓、支架膨胀不全、冠脉壁内血肿等并发症也可能会让患者再接受一次计划外的支架手术。

如果一次心脏支架置入术后已处理完所有狭窄病变的患者，出院后没有规律服用冠心病二级预防药物或者生活方式控制不佳，可能会在一段时间后出现支架内再狭窄。如果局部狭窄程度＞ 70%，原来放支架的部位经过评估允许再次置入支架，患者则同样需要进行计划外的二次支架手术。

刘大夫敲黑板

分次进行支架手术有利也有弊，优点是保证患者手术过程安全、心脏功能和肾脏功能得到更好的休息及恢复，减少同时发生急性或亚急性血栓的可能性；缺点是患者需要二次冠脉介入，会增加有创操作次数。

无论做何选择，医生心中只有一个目的——患者的生命安全！根据个体情况不同，其细化目的也不尽相同，因此在就诊过程中要充分听取医生的建议，选择最优化方案进行心脏支架手术。

心脏支架手术后，为什么要定期复查？

近年来，接受心脏支架手术的患者越来越多，不少患者对术后复查有疑问：为什么在心脏支架置入术后要频繁地复查呢？

其实，如果把心脏支架手术比作开通堵塞的道路，那么术后的复查就像道路养护，是必不可少的。

心脏支架置入术后复查的目的

心脏支架置入术后进行复查，不仅可以了解术后症状的改善情况，早期发现和预防并发症，并且可以根据患者具体情况指导其生活方式及康复治疗，还能监督患者术后用药，监测是否出现药物不良反应，重要的是，可以评估患者的心理状态，帮助他尽早回归社会。

心脏支架置入术后如何复查？

我们一般会嘱咐支架术后患者，在出院后 1 个月、3 个月、6 个月、9 个月和 1 年时到门诊复查。其实，支架术后复查不仅包括门诊复查，必要时还需要住院复查。

我们先来看看门诊复查都要查什么项目。

一般来说，门诊检查项目中，除了就诊的“指定项目”——

血压和心率外，还包括血常规及便常规、凝血功能、心肌酶、肝肾功能、血脂、心电图、超声心动图等。

先说血常规和便常规。我们通常建议患者每次复诊都要做这两项检查，了解最基本的身体状况，识别是否出现消化道出血，必要时还需复查凝血功能。

其次是心肌酶和心电图。心肌酶是心肌细胞中多种酶的总称，通常包括肌红蛋白（MYO）、肌酸激酶同工酶（CK-MB）和肌钙蛋白（cTn），当心肌损伤或坏死时心肌酶会出现显著升高。心肌酶和心电图对心肌缺血比较敏感，这两项检查可以识别心肌缺血及其严重程度，评估支架术后的恢复情况，通常也建议每次复诊都要进行检查。

再次是肝、肾功能。患者在支架术后往往需要服用多种药物，因此需要定期监测肝、肾功能。

还有血脂检查。血脂控制不佳很可能诱发心、脑血管疾病，冠心病患者最需要关注的指标是总胆固醇（TC）和低密度脂蛋白胆固醇（LDL-C），支架术后患者的低密度脂蛋白胆固醇应控制在 1.8 mmol/L 以下，高风险患者则需进一步控制在 1.4 mmol/L 以下。因此，建议每次复诊都要做血脂检查。

最后是超声心动图。通常建议心肌梗死患者在支架术后 3 个月、半年及 1 年时复查超声心动图，以便评估心脏功能的恢复情况。

再来说说住院复查。

如果心脏支架置入术后仍有典型的心绞痛症状，建议及时复诊，如有必要医生会建议患者住院复查冠脉造影；如果病情稳定，一般建议在术后9～12个月时住院复查冠脉造影。如果置入支架相对较少，而且没有左主干病变等复杂情况，在术后规范治疗、各项指标控制良好的情况下，进行冠脉造影复查不是必须的，根据情况也可选择无创的冠脉CT检查。

表4可以让你更直观地了解支架术后复查时间和项目。

表4　支架术后复查时间和项目

<table>
<tr><th rowspan="2">检查项目</th><th colspan="5">时间</th><th rowspan="2">家庭监测</th></tr>
<tr><th>1个月</th><th>3个月</th><th>6个月</th><th>9个月</th><th>12个月</th></tr>
<tr><td>血压、心率</td><td>√</td><td>√</td><td>√</td><td>√</td><td>√</td><td>√</td></tr>
<tr><td>血常规和便常规（必要时检查凝血功能）</td><td>√</td><td>√</td><td>√</td><td>√</td><td>√</td><td></td></tr>
<tr><td>心肌酶</td><td></td><td>√</td><td>√</td><td>√</td><td>√</td><td></td></tr>
<tr><td>心电图</td><td>√</td><td>√</td><td>√</td><td>√</td><td>√</td><td></td></tr>
<tr><td>肝、肾功能</td><td>√</td><td>√</td><td>√</td><td>√</td><td>√</td><td></td></tr>
<tr><td>血脂（糖尿病患者需检查血糖）</td><td>√</td><td>√</td><td>√</td><td>√</td><td>√</td><td></td></tr>
<tr><td>超声心动图</td><td></td><td>√</td><td>√</td><td></td><td>√</td><td></td></tr>
<tr><td>冠脉造影（必要时遵医嘱及时检查）</td><td></td><td></td><td></td><td colspan="2">√
（非必须检查项目）</td><td></td></tr>
</table>

门诊复查和住院复查，就像道路养护的专业队伍。对冠心病的治疗来说，离不开患者的自我管理。只有血糖、血压、血脂等方面均达到理想水平，冠心病患者才能获得最佳预后。建议患者

定期监测血压、血糖情况，还应该注意自己是否出现胸闷、胸痛、心悸等症状，或者药物不良反应，比如皮疹、肌肉酸痛、皮肤出血点或瘀斑等，如有不适症状，应该尽快到医院就诊寻求治疗。

刘大夫敲黑板

心脏支架从结构上解决了冠脉狭窄或者堵塞，但并不能使血管一直保持通畅。

心脏支架置入术后定期复查，目的是评估病情、指导康复，帮助患者早日回归社会。

通常建议患者在出院后1个月、3个月、6个月、9个月和1年时到门诊复诊，必要时需要住院复查。

除了门诊复查和住院复查，患者在家中的自我检查同样很关键，定期监测心率、血压、血糖，注意是否出现相关症状，有助于改善生活质量和疾病预后。

心脏支架手术后复查的意义

心脏支架手术作为冠心病最为重要的治疗方式之一，术后需要积极复查以便及时调整治疗。通常来说，1 年是心脏支架置入术后管理的分界线，患者在心脏支架置入术后 1 年内通常需口服两种抗血小板药物；1 年之后则可以调整为口服单一的抗血小板药物。后续的复查无须像 1 年内一样那么密集，但是长期服药就需要不定期复查，以便及时发现病情变化。

心脏支架作为机械性逆转冠脉狭窄的冠脉介入治疗方式，实际上并未消除冠脉粥样硬化的病理生理机制，因此，冠心病患者常需进行抗血小板、降压、降脂、降糖等多种联合治疗。通常来说，冠心病患者需终身口服抗血小板药物，并依据血压、血糖积极调整药物用量。值得注意的是，血压、血糖等通常可在家中自行监测，患者可将监测的结果记录在纸质本上，以供复查时医生参考。

心脏支架置入术 1 年后需要复查的项目与 1 年内大致相同。但是，因为病情已相对稳定，如果没有胸闷或胸痛及其他特殊不适，则只需每年体检一次即可。体检需关注的项目包含以下 5 个方面。

1．血常规：由于心脏支架置入术后患者需终身服用抗血小板药物，包括阿司匹林、氯吡格雷、替格瑞洛等。抗血小板药物在降低血栓风险的同时也会提高出血风险，因此，在复查时往往需关注有无血红蛋白降低、有无血小板减少等。如果患者出血的风险显著升高，则需由医生权衡利弊后决定是否继续口服抗血小板药物。

2. 血生化：首先，心脏支架置入术后患者常需长期服用他汀类药物控制血脂水平，有一部分患者因此出现肝功能损伤、肌酸激酶升高等，这类患者往往在最初仅表现为血生化指标等异常，而不会出现明显的不适症状，因此，定期复查血生化至关重要。其次，冠心病患者对于低密度脂蛋白胆固醇水平的控制也十分重要，定期监测低密度脂蛋白胆固醇指标变化，及时调整降脂药物的种类和用量可以有效改善心脏支架置入术后患者的预后。最后，对于尿酸的定期监测也可进一步强化对心脏支架的管理。

3. 超声心动图：如果患者在心脏支架置入前曾发生过心肌梗死，则需定期复查超声心动图，关注心脏功能、心脏结构等有无明显异常，及时调整药物方案可以有效延缓心脏功能减退甚至实现逆转，因此，对于陈旧性心肌梗死的患者，复查超声心动图十分重要。

4. 冠脉造影：心脏支架置入术后 1 年时，医生会建议复查冠脉造影。但由于冠脉造影的有创性，以及会使用造影剂、放射线等，在心脏支架相对稳定后则仅建议在有明确缺血证据时复查冠脉造影。如果患者在支架术后规范服用药物，定期监测血压、血糖、血脂等，且都控制良好，心电图没有异常改变，则不推荐短期内复查冠脉造影。可以选择无创的冠脉 CT 检查评估有无冠脉病变进展或支架内再狭窄。此外，新兴的基于冠脉 CT 的无创冠脉血流储备分数（CT-FFR）则可以评估有无冠脉缺血。但是，如果无创检查提示重度冠脉狭窄或支架内再狭窄，则有必要进一步行冠脉造影检查评估是否需要再次干预。

5. 平板运动试验：对于运动耐量的监测是对心脏支架置入术后心脏功能评价的一类重要项目，包括对患者是否可以自行完成的平地步行、上台阶的耐力大致估算，以及较简单的 6 分钟步行试验。患者可在平直走廊里尽可能快地行走，测定 6 分钟的步行距离，若步行距离＜ 150 米，表明为重度心功能不全；150～425 米为中度心功能不全；426～550 米为轻度心功能不全。需注意，试验过程中如有明显的胸闷、喘憋及心前区压榨感则应当适当减速，避免心肌缺血负荷过重而出现心血管不良事件。

需要强调的是，尽管目前对于冠心病的慢病管理已经进展到相对完善的程度，并且心脏支架作为一项机械性干预手段可以直接地减轻冠脉狭窄。冠脉粥样硬化的机制仍待研究者进一步地挖掘，冠心病仍是一类需要终生医疗管理的慢性疾病。在这个过程中，患者可能需要面对除冠心病以外的诸多影响因素，甚至有些疾病的治疗原则可能与冠心病相矛盾，这些时候均需要由专业医生针对每位患者的个体情况进行综合的权衡利弊，选择出对于患者获益最多的方案。在整个治疗过程中，医生和患者均扮演着重要的角色，积极有效的沟通是一切治疗的重中之重。

刘大夫敲黑板

心脏支架置入术后需要积极复查以便及时调整治疗，一般来说，手术1年后复查时间间隔可放宽。

复诊检查项目一般包括血常规、血生化、超声心动图、冠脉造影和平板运动试验等。

冠心病患者需要注意定期复诊，与医生携手终生管理，提高生活质量，延长生存期。

参考文献

[1] Gori T，Polimeni A，Indolfi C，et al. Predictors of stent thrombosis and their implications for clinical practice. Nat Rev Cardiol，2019，16（4）：243-256.

[2] Ullrich H，M ü nzel T，Gori T. Coronary Stent Thrombosis- Predictors and Prevention. Dtsch Arztebl Int，2020，117（18）：320-326.

[3] LAWTON S J，JOLLAND J E T，BANGALORE S，et al. 2021 ACC/AHA/SCAI Guideline for Coronary Artery Revascularization： Executive Summary： A Report of the American College of Cardiology/American Heart Association Joint Committee on Clinical Practice Guidelines.J Am Coll

Cardiol，2022，79（2）：197–215.

[4] Sardella G，Lucisano L，Garbo R，et al. Single–Staged Compared With Multi–Staged PCI in Multivessel NSTEMI Patients： The SMILE Trial.J Am Coll Cardiol，2016，67（3）：264–72.